AF263953

CLINIQUE

PHOTOGRAPHIQUE

DE

L'HOPITAL SAINT-LOUIS

PARIS. — IMP. E. MARTINET, RUE MIGNON, 2.

CLINIQUE

PHOTOGRAPHIQUE

DE

L'HOPITAL SAINT-LOUIS

PAR

M. A. HARDY

Professeur de pathologie interne à la Faculté de médecine de Paris,
Médecin de l'hôpital Saint-Louis, Chevalier de la Légion d'honneur,

ET

M. A. DE MONTMÉJA

Ex-interne provisoire de l'hôpital Saint-Louis, Chef de clinique ophthalmologique

PARIS

LIBRAIRIE CHAMEROT ET LAUWEREYNS

RUE DU JARDINET, 13

1868

PRÉFACE

Pour l'étude des maladies de la peau, dans lesquelles le diagnostic s'établit ordinairement d'après une certaine nuance de coloration, ou d'après de certains détails de configurations, difficiles à indiquer exactement dans une description théorique, l'examen des malades a toujours été considéré comme une nécessité, l'habitude clinique donnant à la vue une expérience qui permet de saisir des caractères différentiels à l'aide desquels on peut reconnaître la nature spéciale d'une éruption. Mais comme tout le monde n'est pas à même d'avoir continuellement sous les yeux des exemples vivants d'affections cutanées, on a cherché à remplacer les malades par des planches coloriées. Malheureusement ces planches, quoique faites d'après nature, pèchent souvent par le défaut d'exactitude, et, d'un autre côté, on ne peut les obtenir qu'au prix de dépenses considérables, qui les rendent peu abordables pour la majeure partie des élèves et des médecins. Pour obvier à ces inconvénients, nous avons eu la pensée de reproduire par la photographie coloriée les types les plus communs des maladies de la peau, et le succès ayant paru couronner nos premiers essais, nous avons entrepris une collection à peu près complète de ces affections que nous venons aujourd'hui offrir au public médical.

La partie artistique de cette œuvre, et sans contredit la plus importante, a été confiée à un de mes élèves, M. de Montméja, qui joint à une connaissance approfondie des maladies de la peau un talent incontestable de photographe et de coloriste; nous pouvons dire que ses planches représentent la nature prise sur le fait. Elles constituent un recueil des principales maladies qu'on rencontre à l'hôpital Saint-Louis, pendant l'espace de plusieurs mois; et la réunion de ces exemples divers nous paraît justifier le titre que nous avons donné à cet ouvrage en l'intitulant : Clinique photographique de l'hôpital Saint-Louis.

A chaque planche nous avons joint un texte contenant une description sommaire de la maladie représentée, mais nous n'avons pas eu la prétention de faire un traité de pathologie cutanée; nous avons voulu, au contraire, présenter un atlas exact pouvant former le complément de tout ouvrage de dermatologie, quelle que soit la doctrine de l'auteur.

C'est un recueil clinique destiné à faciliter l'étude des maladies de la peau, aussi bien pour les étudiants qui veulent les apprendre que pour les médecins qui éprouvent le besoin de les revoir et de se familiariser avec certains détails de ces affections.

Notre but est donc de mettre à la portée de tout le monde un moyen nouveau d'étudier et de connaître les maladies de la peau ; nous osons espérer l'atteindre par l'exactitude de nos planches et par les sacrifices que nous avons dû faire pour livrer cet ouvrage à un prix bien inférieur à celui de tout atlas gravé et colorié.

A. HARDY.

Paris, 1er février 1867.

Depuis longtemps déjà, M. Hardy avait reconnu l'utilité de l'iconographie appliquée à l'étude des maladies de la peau, sans songer néanmoins à publier jamais un atlas toujours trop coûteux, quand on considère l'inexactitude dont les ouvrages de ce genre sont pour la plupart entachés.

Dans le courant de l'été de 1866, M. Hardy eut connaissance d'essais photographiques faits en Angleterre, et me confia, dès lors, le projet d'étudier avec lui ce nouveau procédé d'iconographie dermatologique.

Je commençai par devenir photographe. Ma main s'habitua à tenir le pinceau que guidait l'œil du maître, et en peu de temps il me fut permis d'attendre de la photographie la réalisation de nos espérances.

Depuis cette époque s'érigea, dans l'hôpital Saint Louis, un atelier dans lequel s'exécutent toutes les opérations nécessaires à la publication de la clinique photographique de M. Hardy. Je me suis placé moi-même à la tête de cet atelier pour le diriger et prendre part aux divers travaux qui s'y font sous mes yeux.

C'est en faisant abstraction de tout intermédiaire que je suis parvenu à livrer à bas prix ces épreuves, réunissant toutes les garanties de durée et d'inaltérabilité que réclame l'importance de notre ouvrage.

Le coloris, confié à des mains habiles, s'exécute entièrement sous mes yeux, avec la sanction de M. Hardy, qui juge en dernier ressort.

Ce travail, on le voit, est fait en dehors de toute pensée commerciale. M. Hardy a libéralement donné le texte qui accompagne mes planches, et j'espère que cet ensemble pourra être considéré comme l'expression graphique de cette richesse de coloris dont M. Hardy sait animer ses descriptions cliniques.

Pourrais-je trouver une meilleure occasion pour témoigner à mon excellent maître les sentiments de reconnaissance dont je me sens pénétré à son égard ? Son nom m'est cher à plus d'un titre, et si le motif scientifique excite ma gratitude envers le professeur, des considérations plus intimes m'inspirent pour M. Hardy la plus vive affection.

Permettez-moi, cher maître, de me dire heureux et fier de vous voir accepter la dédicace de mon travail. Je l'entrepris uniquement dans le but de vous rappeler, par mes planches, les cas intéressants qui semblent se donner rendez-vous dans votre service de l'hôpital Saint-Louis, et votre libéralité convertit en bienfait pour votre élève une simple attention de sa part : il eût suffi, pour récompenser amplement une si légère prévenance, qu'elle vous fût agréable, sans enrichir mon travail de votre savante collaboration ; mais puisque vous avez voulu placer mon nom près du vôtre en tête de cet ouvrage, permettez-moi de considérer ce rapprochement qui m'honore comme un monument de la modestie qui vous trahit dans tous vos actes, et qui sanctionne votre éminente supériorité.

A. DE MONTMÉJA.

INTRODUCTION

Les maladies de la peau sont nombreuses et variées, et pour faciliter leur étude, il est nécessaire de présenter tout d'abord une méthode à l'aide de laquelle on pourra se guider au milieu des différentes espèces qu'elles offrent à l'observation. La première chose qu'on doit savoir, c'est que malgré cette diversité apparente des éruptions, les maladies cutanées sont constituées par des lésions définies, en assez petit nombre, et dont le développement et le mélange produisent les aspects les plus variés. Ces lésions dites élémentaires, parce qu'elles existent au début des maladies, et parce qu'elles sont le point de départ d'autres altérations, ont été d'abord indiquées par Plenck en 1776, mais surtout par Willan en 1798 et par son école. Elles ont été admises au nombre de huit. Ce sont : 1° les macules ; 2° les taches exanthématiques ; 3° les vésicules ; 4° les bulles ; 5° les pustules ; 6° les papules ; 7° les squames ; 8° les tubercules. Nous allons en donner une description sommaire.

1° Les *macules* sont des taches ordinairement à peine saillantes, formées, soit par une augmentation, soit par une diminution de la quantité normale du pigment. Dans le *vitiligo*, par exemple, le pigment fait défaut dans certaines parties pour s'accumuler dans d'autres régions ; dans le *lentigo*, au contraire, ou *taches de rousseur*, on trouve en certains points un excès de pigment.

2° Les *taches exanthématiques*, rouges, d'ordinaire peu saillantes, présentent une intensité de coloration variable ; elles ont pour caractère particulier de disparaître à la pression du doigt pour se manifester de nouveau dès que cette pression vient à cesser. Exemple : l'érysipèle, l'érythème, la rougeole, etc.

La desquamation qui succède à cette manifestation morbide est légère, transitoire et fugace : elle ne se renouvelle pas.

3° Les *vésicules* sont des saillies acuminées, ordinairement du volume d'une tête d'épingle ; elles renferment une sérosité tantôt claire, tantôt trouble, susceptible de se résorber ou de s'épancher au dehors par la rupture de l'épiderme. Dans ce dernier cas, une croûte succède à la vésicule.

On voit des exemples de maladies vésiculeuses dans le zona et dans l'eczéma.

4° La *bulle* est une exagération de la vésicule. Son volume atteint ordinairement celui d'une noisette, d'une noix et peut même aller au delà. — La sérosité des bulles est le plus souvent transparente, claire ou citrine ; quelquefois elle est louche et purulente ; on peut y voir, dans certains cas, des pseudo-membranes et même du sang pur ou altéré.

La terminaison de la bulle a lieu presque toujours par une déchirure suivie de la formation d'une croûte, à laquelle succède une macule dont la durée est quelquefois assez longue. — Le pemphigus offre un exemple bien tranché de la bulle.

5° La *pustule* est un soulèvement épidermique renfermant du pus plus ou moins concret. — Les pustules sont arrondies et régulières à leur circonférence ; elles sont acuminées ou aplaties. On les distingue en *psydraciées* ou confluentes, et en *phlysaciées* ou isolées les unes des autres. Exemple : variole, ecthyma, impétigo, acné.

6° Les *papules* sont des saillies pleines, petites, souvent écorchées au sommet à cause de la démangeaison qu'elles provoquent. — Leur déchirure donne issue à de la sérosité jaunâtre, à du sang : tel est le strophulus dont les enfants sont si souvent atteints pendant le travail de la première dentition ; tel est le lichen.

7° Les *squames* ne sont autre chose que des productions épidermiques, sèches, furfuracées, plus ou moins abondantes et de coloration diverse. Le psoriasis, le pityriasis, sont des affections squameuses.

8° Le *tubercule* est une saillie pisiforme, globuleuse, plus forte et plus arrondie que la papule. — Il est susceptible de se résorber, de suppurer et de s'ulcérer. — Ces diverses phases de l'évolution tuberculeuse se rencontrent dans plusieurs formes de la syphilis cutanée et dans la scrofule.

On a cherché à assigner un siége anatomique spécial à chacune des lésions que nous venons d'énumérer. S'il est facile de reconnaître que les macules dépendent d'une lésion du pigment, que les squames sont des altérations de l'épiderme, nous sommes moins avancés lorsqu'il s'agit des autres lésions élémentaires. On a voulu voir dans les vésicules une inflammation des conduits sudorifères; dans les papules, celle des papilles nerveuses de la peau, et dans le tubercule un état inflammatoire des parties profondes du derme. Mais ce sont là des hypothèses qui n'ont pas encore pour elles des observations assez concluantes. Ce siége anatomique, d'ailleurs, n'est pas d'une nécessité indispensable pour le diagnostic et pour le traitement des affections cutanées.

Aux lésions que je viens d'énumérer et qu'on peut appeler classiques, j'ai cru devoir ajouter quatre autres altérations qui me paraissent également élémentaires, et qui ont été passées sous silence par les auteurs, ce sont :

1° Les *taches hématiques* formées par une extravasation sanguine dans l'épaisseur de la peau, et ayant pour caractère de ne pas disparaître à la pression du doigt; confondues par Willan avec les macules, ces taches me semblent devoir en être distinguées.

2° Les *excroissances*, telles que les verrues, les plaques muqueuses, lésions que les auteurs ont rangées à tort parmi les tubercules.

3° Les *produits parasitaires*, tels que les godets faviques, les sillons des acares.

4° Les *produits de sécrétion cutanée*, altérés en quantité ou en qualité, et formant des taches ou des plaques sur la peau. Nous trouvons ces produits dans les sueurs colorées, dans l'acné sébacée, fluide ou concrète.

M. Bazin a proposé une autre catégorie des lésions cutanées; il les a rangées sous quatre chefs : 1° les *taches*; 2° les *boutons*; 3° les *ulcérations*; 4° les *produits foliacés*. Cette dernière dénomination est fausse, grammaticalement parlant ; car l'acné fluide, qui doit entrer dans la quatrième catégorie, est loin d'être un produit foliacé. Quant aux trois premières lésions, elles me paraissent comprendre chacune un trop grand nombre d'espèces différentes; et à dire vrai, je donne la préférence aux lésions classiques que je vous ai exposées tout d'abord, me réservant seulement de les compléter par l'addition des quatre lésions que j'ai indiquées. Cette manière de catégoriser les lésions cutanées me paraît plus facile, plus claire que celle proposée par M. Bazin.

La recherche de ces lésions élémentaires est le premier pas fait dans la connaissance des maladies de la peau, et lorsqu'on a reconnu qu'il existe des vésicules, des papules, etc., on range la maladie dans la classe des maladies vésiculeuses, papuleuses, etc., et souvent par ce seul caractère on peut arriver au diagnostic ; c'est ainsi, par exemple, que la présence d'une bulle fait reconnaître le pemphigus, que l'existence d'une pustule phlysaciée, régulière, large, aplatie, fait reconnaître l'ecthyma. Mais les lésions élémentaires sont souvent fugaces, et l'on peut observer la maladie dans un moment où elles ont déjà disparu ; de plus, quelques maladies ne débutent pas toujours invariablement par la même lésion : telle est, par exemple, l'eczéma, qui commence ordinairement par des vésicules, mais qui peut présenter à son début des taches exanthématiques, des fissures, et même des squames. Aussi est-il souvent nécessaire, pour établir le diagnostic d'une éruption, de rechercher d'autres caractères dans l'apparence ultérieure de la maladie, dans les symptômes, dans la marche.

De plus, lorsqu'on a reconnu qu'une maladie cutanée est vésiculeuse, papuleuse, etc., on n'a véritablement fait qu'un diagnostic bien grossier ; la connaissance de la lésion principale n'apprend rien au médecin sur la nature de la maladie, ni sur le traitement qu'on devra lui appliquer. De là donc, la nécessité de ne pas s'arrêter à la forme extérieure des éruptions, mais de tâcher d'arriver à leur nature, de savoir à quelle catégorie de maladies elles appartiennent, c'est-à-dire de savoir si la maladie qu'on a sous les yeux est une maladie inflammatoire locale, si c'est une affection parasitaire, si elle dépend d'une maladie générale, de la syphilis ou de la scrofule par exemple. Et, en effet, les éruptions cutanées se présentent dans des conditions bien diverses : tantôt ce sont des affections locales de cause externe, tantôt elles ne sont que l'expression d'une disposition morbide générale ; cette distinction, déjà faite par Hippocrate, a été répétée de tous temps et même acceptée par les médecins qui ont eu l'air de la négliger en ne faisant attention qu'aux caractères extérieurs et visibles des affections cutanées ; ainsi on peut s'en convaincre par leur thérapeutique. De là ressort la nécessité de ranger les maladies de la peau dans des classes différentes, d'après leurs caractères principaux et suivant leur nature, ainsi qu'on le fait pour les maladies de tout autre appareil. Mais dans cette étude spéciale, on doit dire que les médecins qui se sont occupés des maladies cutanées ont eu bien de la peine à s'entendre, chacun a proposé une classification particulière ayant des avantages et des inconvénients; il en est résulté une confusion qui nuit à l'étude de la dermatologie. Pour ma part, après avoir fait comme les autres, et après avoir proposé une classification qui n'était ni meilleure ni pire que celles déjà indiquées, j'ai compris que le tort principal de tous les médecins qui se sont occupés de dermatologie avait été de vouloir faire une classification spéciale pour les maladies cutanées, comme si ces affections étaient soumises à des lois autres que celles qui régissent les maladies des autres appareils; et j'ai pensé qu'il y avait avantage à rentrer dans la pathologie, et à détruire ces idées de spécialité qui ne sont fondées sur rien de vrai ni d'utile. J'ai donc cherché à classer les maladies de la peau dans les grandes familles nosologiques généralement admises, et je suis arrivé très-facilement à voir que ces éruptions ne s'écartaient pas des règles communes.

Envisagées dans cet esprit, les diverses maladies cutanées m'ont paru devoir être divisées en onze classes bien distinctes, qui sont :

1° Les *difformités* congénitales ou acquises; ce ne sont pas des maladies, des accidents, ce sont des lésions durables non susceptibles de guérison, à moins d'ablation ou de destruction de la partie affectée. Exemples : lentigo, molluscum, ichthyose, kéloïde.

2° Les *maladies inflammatoires de la peau*, caractérisées par un travail phlegmasique dans le tissu cutané, maladies tantôt idiopathiques, tantôt secondaires, mais se distinguant par ce fait spécial qu'elles sont indépendantes de toute cause diathésique et constitutionnelle. L'ecthyma, l'acné, le zona, sont des maladies inflammatoires comme nous les comprenons.

3° Les *maladies artificielles*, affections véritablement spécifiques et consécutives à l'action d'une cause déterminée, toujours la même, soit qu'elle agisse directement sur la peau, ainsi que le fait le tartre stibié ou l'huile de croton, employés en frictions, soit que l'action soit plus indirecte, comme on le voit dans l'éruption causée par le copahu administré à l'intérieur.

4° Les *maladies parasitaires*, classe bien naturelle, dans laquelle rentrent toutes les éruptions et toutes les lésions consécutives à la présence de parasites végétaux ou animaux : la gale, les éruptions causées par le trichophyton ou l'achorion nous en offrent des exemples.

5° Les *maladies gangréneuses*, caractérisées par la mortification ou la tendance à la mortification d'une partie de la peau : tels sont la pustule maligne, le furoncle.

6° Les *congestions de la peau*, affections rares, souvent secondaires et caractérisées par la stagnation du sang dans les capillaires de la peau.

7° Les *hémorrhagies cutanées*, que nous rencontrons dans les sueurs de sang, dans le purpura et dans les taches mélaniques.

8° Les *hypercrinies*, constituées par les sueurs exagérées et par les flux sébacés.

9° Les *névroses cutanées*, affections tantôt idiopathiques, tantôt symptomatiques, comme toutes les autres névroses, et représentées par l'urticaire, par l'hyperesthésie cutanée, l'anesthésie et l'analgésie.

10° Les *affections cutanées fébriles*, comprenant :

a. Les fièvres éruptives franches, la rougeole, la scarlatine, la variole.

b. Les pseudo-fièvres éruptives se rapprochant des premières par la régularité de l'éruption et par l'existence habituelle des phénomènes généraux, parmi lesquelles nous plaçons l'érysipèle, les érythèmes généralisés.

c. Les éruptions fébriles qui se développent par la seule influence de la fièvre, les herpès fébriles, les taches bleues, et les taches lenticulaires de la fièvre typhoïde.

11° Les *éruptions symptomatiques d'une maladie constitutionnelle*, qui se rapportent à six catégories :

a. Les *éruptions dartreuses* présentant pour caractères principaux, l'hérédité, l'existence de démangeaisons, la symétrie des lésions cutanées, leur marche irrégulière et extensive, leurs récidives fréquentes et leur disparition sans cicatrices.

b. Les *scrofulides*, dues à la scrofule et caractérisées par une coloration violacée, par le gonflement du tissu cellulaire cutané, par la chronicité, par le peu de réaction locale et par la permanence des cicatrices après la guérison.

c. Les *syphilides*, consécutives à l'infection syphilitique quelquefois congénitale et le plus souvent acquise par contagion, ayant pour caractères principaux une coloration rouge brun spéciale, la forme arrondie, l'absence de démangeaisons, l'aspect particulier des ulcérations, la coloration verdâtre des croûtes, et les cicatrices peu profondes.

d. Les *éruptions pellagreuses*, symptomatiques d'une maladie cachectique spéciale présentant pour caractères principaux un érythème du visage et de la face dorsale des mains, des troubles digestifs et des accidents graves du système nerveux.

e. Les *léproïdes*, altérations cutanées, dues à une maladie constitutionnelle spéciale connue sous le nom de lèpre.

f. Les *lésions cancéreuses* de la peau se rapportant, soit à une transformation fibro-plastique, soit à la forme épithéliale, soit à la forme cancéreuse proprement dite, mais en tous cas symptomatiques de la diathèse cancéreuse, susceptibles de s'étendre, de se multiplier, et de récidiver sous la même forme après les destructions artificielle ou spontanée.

Cette classification toute médicale, dans laquelle nous faisons rentrer les diverses variétés de maladies cutanées, et que nous suivrons dans la revue que nous allons faire des exemples offerts à notre observation, nous paraît avoir un grand avantage pratique. Par la méthode de Willan, on arrive seulement à nommer une maladie cutanée; en étudiant ses caractères d'éruption, ses symptômes, sa marche, sa terminaison, on peut la classer dans les grands groupes naturels que nous venons d'indiquer, et par cela seul qu'on la rangera dans une des classes désignées, on aura immédiatement une indication sur sa nature, sur sa marche, sur sa terminaison probable, et surtout sur le traitement qui lui convient, toutes circonstances très-importantes pour le médecin qui veut surtout connaître une maladie, non-seulement pour la nommer, mais surtout pour la combattre et pour la faire disparaître, autant du moins que cela se trouve possible.

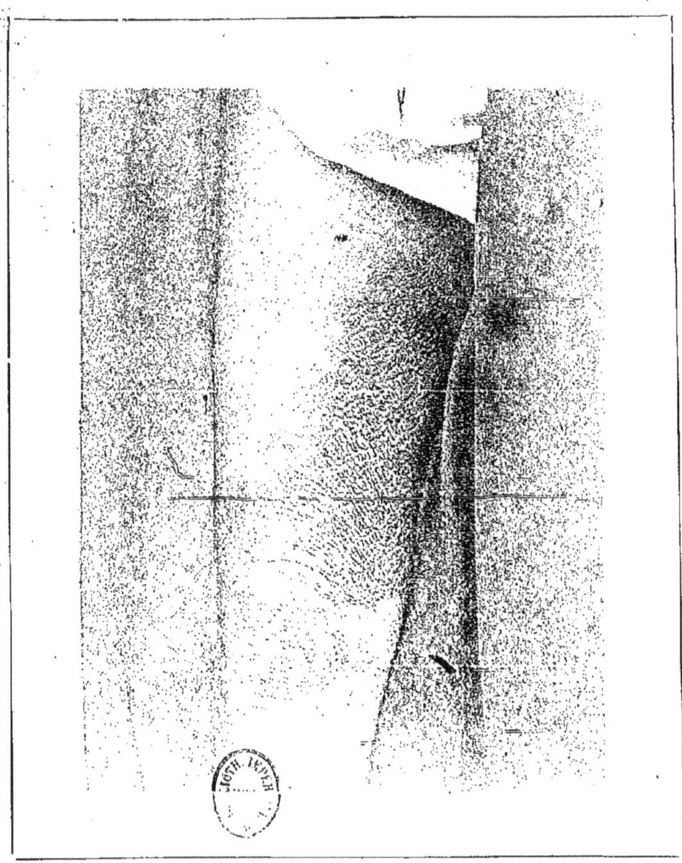

A. de Montmeja.   Ad naturam phot. et pinx.

ICHTHYOSE NOIRE.

DIFFORMITÉS DE LA PEAU.

ICHTHYOSE NOIRE.

La difformité que nous allons décrire est congénitale et permanente. Elle offre avec les autres variétés d'ichthyose les caractères identiques de ressemblance pour ce qui est du mode de développement et de son évolution. Quant à la coloration, elle varie du gris foncé au noir le plus intense, et les aspérités qu'elle présente sont plus saillantes que dans certaines autres formes; ces aspérités ne sont plus lamelleuses comme dans l'*ichthyose serpentine* ou dans l'*ichthyose nacrée ;* elles ne sont pas non plus si proéminentes que dans l'*ichthyose cornée* dont les écailles ressemblent parfois aux piquants du hérisson ou à ceux du porc-épic. L'*ichthyose noire* affecte généralement la forme de plaques irrégulières ; ces plaques sont formées par la juxtaposition d'un grand nombre de productions épidermiques arrondies, dures et d'une coloration plus ou moins noirâtre. Quelques-unes de ces productions sont isolées dans le voisinage des plaques dont nous venons de parler. Tantôt générale, tantôt localisée au tronc ou aux membres, l'ichthyose respecte toujours les aisselles, la paume des mains et la plante des pieds. Les écailles ichthyosiques sont très-adhérentes à la peau ; cette adhérence disparaît à certaines époques dont le retour coïncide généralement avec le changement des saisons ; les approches de l'hiver paraissent favoriser la repullulation de l'ichthyose. Cette difformité n'altère en rien la santé générale : la transpiration cutanée se trouve seule modifiée et ne se fait qu'aux aisselles et aux autres parties du corps que nous avons citées comme demeurant toujours indemnes.

L'ichthyose, à quelque forme qu'elle appartienne est, le plus souvent, une difformité héréditaire, contre laquelle la thérapeutique la plus opiniâtre vient toujours échouer. Un traitement palliatif par les bains savonneux provoque la chute de quelques-unes des productions ichthyosiques mais n'empêche jamais de nouvelles poussées qui surviennent dès que le traitement se trouve interrompu.

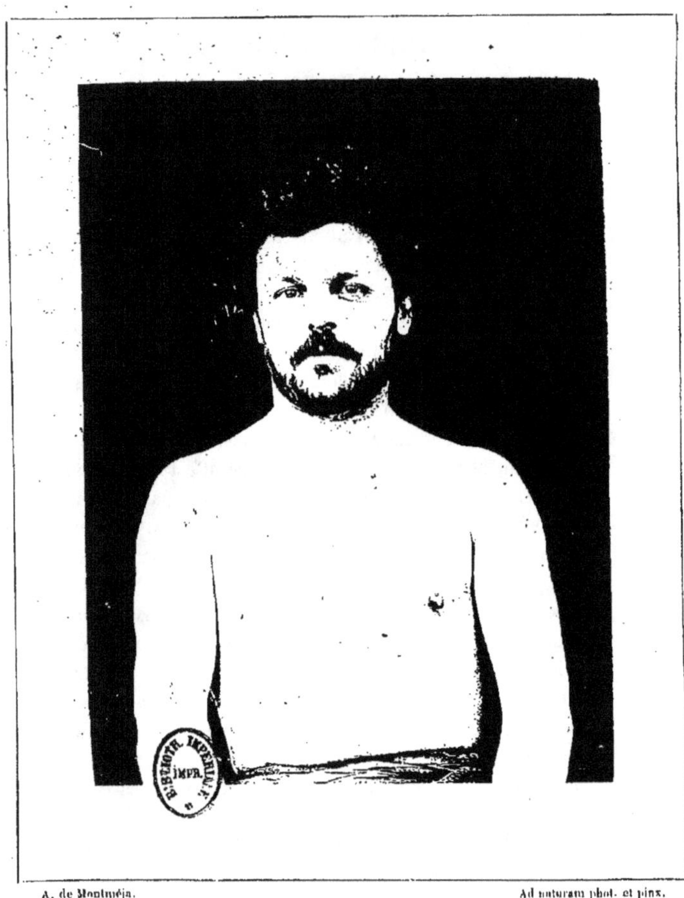

A. de Montméja.   Ad naturam phot. et pinx.

MOLLUSCUM.

DIFFORMITÉS DE LA PEAU.

MOLLUSCUM.

Le *molluscum* est une difformité qui a pour siége l'appareil folliculaire de la peau ; elle est caractérisée par des tumeurs arrondies dont le volume égale celui d'un pois et même celui d'une noisette : ces tumeurs, placées sous le derme ou dans son épaisseur, forment des saillies incolores ou légèrement rosées ; elles sont ordinairement assez consistantes et offrent une surface lisse ; dans certains cas cette surface est comme flétrie et plissée.

Complétement indolentes, pédiculées ou non, on peut quelquefois distinguer sur leur paroi une dépression qui n'est autre que l'orifice du conduit du follicule sébacé hypertrophié.

Le *molluscum pendulum* ne diffère de la forme dont nous venons de parler que par la longueur exagérée du pédicule qui supporte la tumeur : dans tous les cas, la tumeur est formée par une masse graisseuse et charnue contenue dans une enveloppe de nature fibreuse, et dans laquelle on peut reconnaître la texture des follicules sébacés.

La disparition spontanée du *molluscum* est très-rare : son développement cesse d'être progressif à une époque variable, et les tumeurs restent alors stationnaires.

Le seul traitement applicable à la difformité qui nous occupe consiste dans l'excision des tumeurs les plus apparentes ou les plus gênantes.

DIFFORMITÉS DE L'APPAREIL PIGMENTAIRE.

ÉPHÉLIDES. *(Voy. Pl. 30.)*

On donne le nom d'*éphélides* à des taches brunes ou jaunâtres et terreuses, constituées par une accumulation, en certains points, du pigment de la peau. Ces taches se produisent généralement sur les parties découvertes du corps, la figure, les bras, les mains, la poitrine, et se montrent chez les personnes à peau blanche et fine et chez les travailleurs que leur état expose à une insolation prolongée. Les femmes en sont atteintes, quelquefois, d'une manière passagère, soit au moment de la menstruation, soit pendant la grossesse ; on désigne la maladie, dans ce dernier cas, sous le nom de *masque*. Ces taches, dans la plupart des cas, disparaissent spontanément après l'accouchement ; mais on les voit persister parfois avec une opiniâtreté rebelle à tous les procédés que l'on emploie pour les faire disparaître : cependant il y a quelque chance de succès en irritant modérément la peau et en essayant ainsi de favoriser la résorption du pigment.

Nous avons eu quelquefois de bons résultats en faisant pratiquer deux fois par jour des lotions avec la liqueur suivante :

Eau distillée........................	125 grammes.
Sublimé.............................	50 centigrammes.
Sulfate de zinc......................	2 grammes
Acétate de plomb....................	2 —
Alcool..................	q. s. pour dissoudre le sublimé.

Des douches sulfureuses locales, avec les eaux de Luchon ou de Baréges, peuvent aider la guérison, et même donner des succès par leur usage exclusif.

Les éphélides se distinguent du *pityriasis versicolor* en ce qu'elles ne s'accompagnent ni de desquamation, ni de démangeaison, et qu'elles ne renferment aucune trace de parasite végétal. C'est donc à tort que M. Bazin a donné le nom d'éphélides aux taches parasitaires que l'on rencontre quelquefois sur le visage des femmes enceintes. Ces taches seraient plus justement placées à côté du *chloasma*, du *pityriasis versicolor* et du *pityriasis nigra*.

La difformité de l'appareil pigmentaire dont nous venons de donner la description se trouve représentée sur la même planche que la syphilide squameuse circinée. *(Pl. 39.)*

4

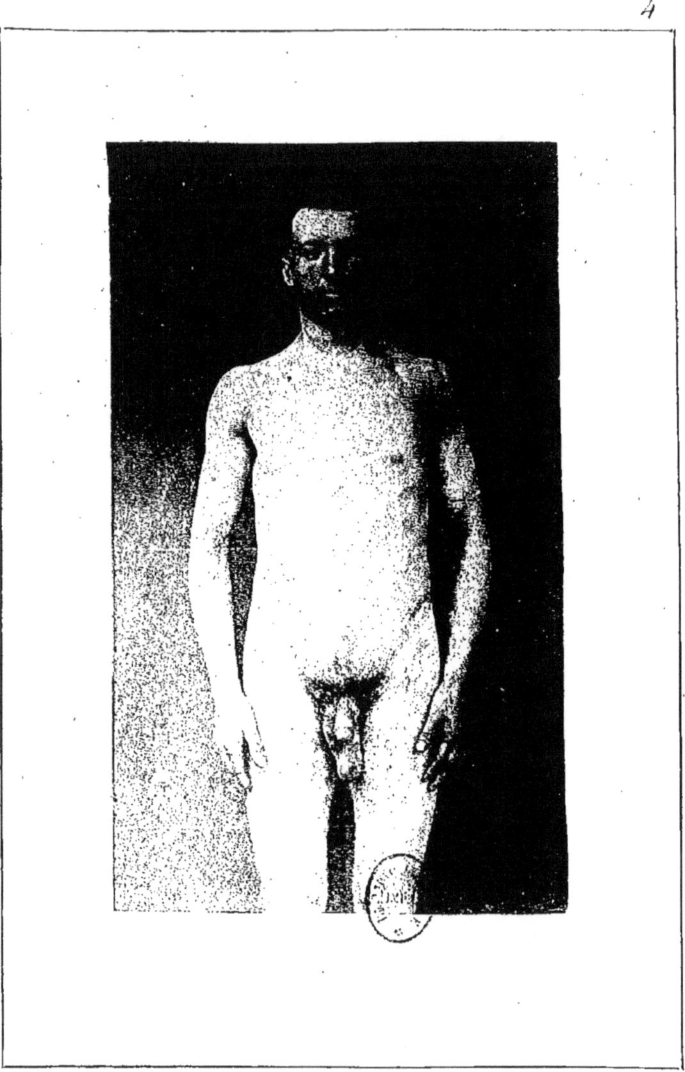

A. de Montméja.

Ad naturam phot. et pinx.

VITILIGO.

DIFFORMITÉS DE LA PEAU.

VITILIGO.

On a donné le nom de *vitiligo* à une décoloration partielle de la peau : la décoloration totale des téguments et des poils a reçu celui d'*albinisme*. Dans le vitiligo, les plaques décolorées sont plus ou moins étendues, plus ou moins régulières : s'il se trouve des poils dans ces régions, on les voit conserver toutes leurs propriétés, sauf la coloration qui fait entièrement défaut; ces poils blancs s'observent souvent sous forme de mèches dans la chevelure.

Chez les nègres, le vitiligo se rencontre très-fréquemment; peut-être est-il seulement plus apparent que chez les races blanches. Les nègres atteints de cette difformité portent le nom de *nègres-pies*.

Le vitiligo est plutôt un déplacement de la matière pigmentaire qui recouvre normalement la peau qu'une absence de pigment. En effet, si l'on observe avec attention une plaque de vitiligo, et si l'on examine le malade en se plaçant à une certaine distance de lui, on voit nettement qu'il existe sur le contour de la surface décolorée une surface plus fortement pigmentée que la peau normale du voisinage. Les cellules pigmentaires se sont accumulées dans ce point.

Le vitiligo est souvent congénital, mais nous avons recueilli plusieurs observations dans lesquelles l'affection était survenue à un âge plus ou moins avancé.

Le sujet représenté dans notre planche n'est atteint de vitiligo que depuis quelques années.

La plupart des personnes que nous avons observées attribuaient l'apparition de cette difformité à des émotions vives, à des peines, à des frayeurs, et ces assertions ne nous ont jamais paru fondées.

3*

VITILIGO.

Le vitiligo congénital ou accidentel ne cause aucune gêne aux sujets qui en sont atteints : il ne s'accompagne ni de douleurs, ni de démangeaisons.

Cette difformité n'est accessible à aucun moyen de traitement ; il n'y a pas d'exemple de sa disparition spontanée.

5

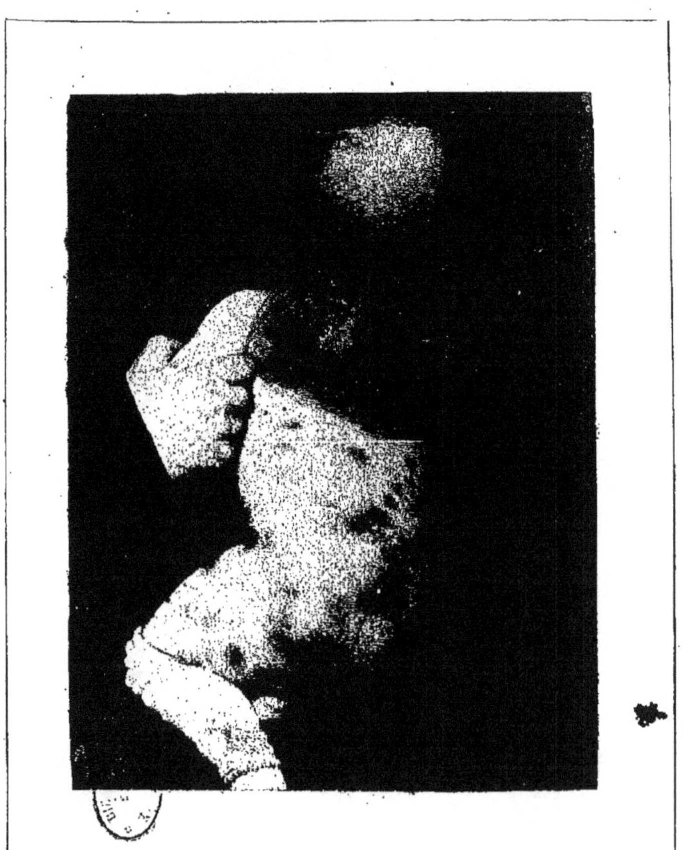

A. de Montméja.   Ad naturam phot. et pinx.

NŒVUS PIGMENTAIRE ET NŒVUS VASCULAIRE.

DIFFORMITÉS DE LA PEAU.

NÆVUS PIGMENTAIRE. — NÆVUS VASCULAIRE.

Les divers éléments anatomiques qui entrent dans la composition de la peau sont susceptibles de devenir le siége d'altérations permanentes constituant de véritables difformités.

Notre planche représente sur le même enfant deux altérations différentes, dont l'une intéresse l'appareil pigmentaire et l'autre le tissu vasculaire de la peau.

La première de ces difformités porte le nom de *nœvus pigmentaire*. Elle est constituée par des taches dont la couleur varie du noir au café au lait clair. La plupart sont congénitales; quelques-unes surviennent néanmoins spontanément à un âge quelconque de la vie; leur contour est plus ou moins régulier et leur saillie variable : quelques-unes ne forment aucun relief. Il n'est pas rare de voir des nævi recouverts de poils disséminés ou réunis en pinceaux.

Ces taches pigmentaires sont tantôt isolées et peu nombreuses, tantôt, au contraire, elles envahissent une étendue plus ou moins considérable des téguments, et donnent aux individus qui en sont atteints une ressemblance avec certains animaux à peau tigrée. Dans son traité des dermatoses, Alibert rapporte, d'après le docteur Ruggieri, le fait d'une jeune demoiselle d'un visage charmant, qui portait sur presque toutes les parties du corps, cachées par les vêtements, des taches noires recouvertes de poils noirs, épais, durs, hérissés, semblables à ceux des chiens barbets. Cette jeune fille étant venue à se marier, son mari demanda et obtint immédiatement une séparation fondée sur cette hideuse difformité. L'enfant représenté dans notre planche offre un exemple de nævus pigmentaire presque aussi étendu et d'autant plus rare qu'il est associé à un nævus vasculaire d'une grande étendue.

En petit nombre et d'un petit volume, les nævi pigmentaires forment un contraste qui fait ressortir la blancheur de la peau, on les appelle souvent des grains de beauté. Mais ils constituent quelquefois une difformité très-désagréable contre laquelle tous les expédients d'une thérapeutique ingénieuse ne viennent échouer que trop souvent. On a proposé de les détruire par des incisions et des cautérisations, mais il résulte habituellement de ces opérations des cicatrices souvent plus disgracieuses que la difformité qu'on a voulu enlever. Le mieux est de les respecter.

Le nævus vasculaire du sujet que nous avons représenté est couleur lie de vin et siége à la partie supérieure du dos qu'il revêt à l'instar d'une sorte de palatine.

Nous donnerons dans une autre légende, et à propos d'un autre malade, la description de cette variété de nævus.

6

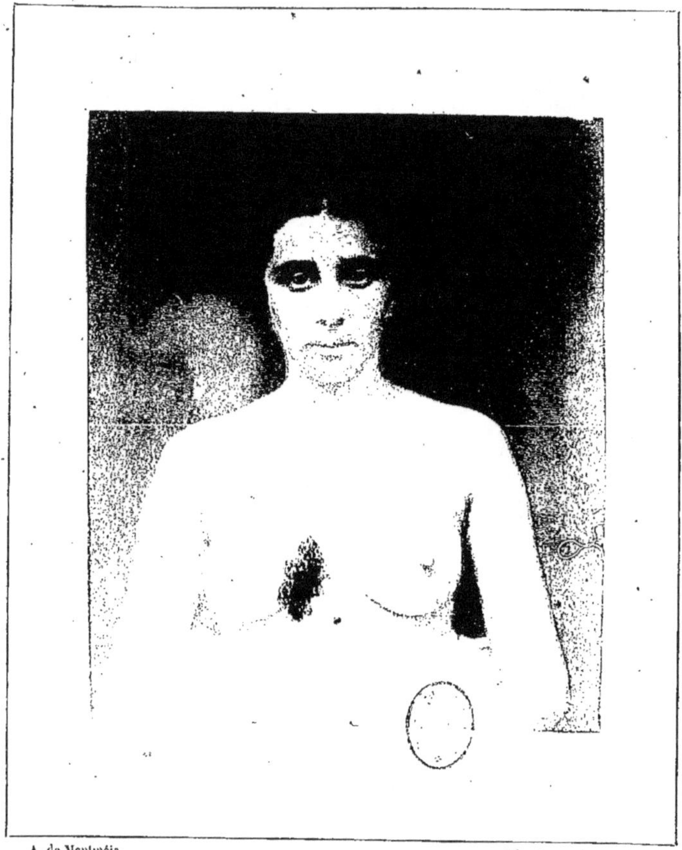

A. de Montméja.

Ad naturam phot. et pinx.

NÆVUS VASCULAIRE.

DIFFORMITÉS DE LA PEAU.

NÆVUS VASCULAIRE.

Les difformités de la peau qui dépendent du système vasculaire se rapportent à trois variétés, ce sont : les *taches vineuses*, les *nævi vasculaires* et les *tumeurs fongueuses*.

Nous avons peu de chose à dire des *taches vineuses*, dont la teinte varie du rose vif à la couleur lie de vin. Elles ne font aucune saillie au-dessus des téguments, et elles ne sont le siége d'aucune sensation spéciale. Mais leur coloration peut varier et augmenter d'intensité, par le fait de congestions momentanées que provoquent les cris et les efforts de toute nature ou même les émotions morales.

Ces taches sont congénitales et, le plus souvent, indélébiles : quelques-unes cependant ne persistent pas et disparaissent quelques mois après la naissance ; d'autres diminuent peu à peu d'intensité, pour ne paraître qu'à la suite de ces mouvements congestifs que nous indiquions tout à l'heure.

Les *nævi vasculaires* sont constitués par de petites tumeurs plus ou moins régulières, solitaires ou groupées de façon à former une surface mamelonnée, plus ou moins saillante, et affectant parfois l'aspect de certains fruits, tels que la fraise ou la framboise. La coloration varie du rose au brun, et la nature des vaisseaux qui concourent à la formation de ces petites tumeurs n'est pas sans effet sur leur teinte, la couleur rose ou rouge clair appartenant aux nævi arté-riels, la couleur brune ou violacée indiquant que la tumeur est surtout formée par des vaisseaux veineux, et une teinte mixte intermédiaire appartenant aux tumeurs artério-veineuses formées par les deux ordres de vaisseaux.

Les nævi vasculaires sont indolents, mais ils donnent lieu, par leur section ou par leur érosion, à des hémorrhagies souvent abondantes et quelquefois graves. Ces tumeurs sont habituellement persistantes : il peut arriver cependant de les voir disparaître d'une manière spontanée. Dans ces cas, la saillie s'affaisse, se flétrit et laisse comme trace de son existence une petite tache grise indélébile et ridée.

Un autre mode de guérison des nævi consiste dans leur mortification ; on le rencontre surtout chez les enfants : la gangrène débute par l'apparition d'un petit point grisâtre qui s'étend sur la tumeur ; au bout de quelques jours, l'eschare se détache et laisse après elle une petite ulcération dont les bords sont taillés à pic, et qui guérit assez lentement, en laissant à sa place une cicatrice tantôt déprimée, tantôt saillante et comme kéloïdienne.

J'ai été témoin plusieurs fois d'erreurs graves de diagnostic, commises à l'occasion d'ulcérations survenues dans ces cas de gangrène. On avait cru à des ulcères spécifiques. La circonstance d'un nævus antérieur à la place de l'ulcération et la persistance habituelle d'un liséré vasculaire autour de l'ulcération, sont des signes qui devront aider le diagnostic.

Le traitement des nævi vasculaires est exclusivement chirurgical ; on peut les détruire par la ligature, par la cautérisation, par l'excision et la vaccination pratiquée sur la tumeur. J'ai vu de bons effets de ce dernier moyen appliqué chez des sujets non vaccinés. L'inflammation adhésive qui se développe consécutivement oblitère les aréoles du tissu vasculaire, et la tumeur se trouve transformée en une cicatrice blanche et légèrement chagrinée. J'ai employé également avec succès la cautérisation avec le caustique de Vienne. Ces opérations sont surtout indiquées lorsque le nævus est volumineux ou lorsqu'il est situé dans une région apparente et surtout lorsqu'il prend de l'accroissement ; dans les cas contraires, il est mieux de s'abstenir de tout traitement.

Lorsque les nævi sont volumineux et étendus, ils prennent le nom de *tumeurs fongueuses sanguines ;* nous ne devons que les mentionner ici, leur histoire appartient à la chirurgie.

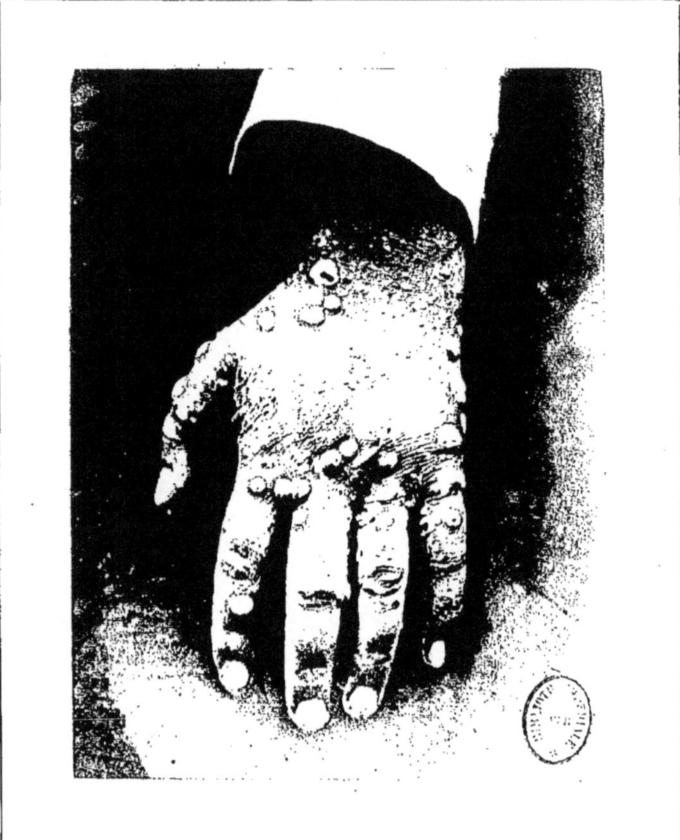

7

A. de Montméja.

Ad naturam phot. et pinx.

ECTHYMA SCABIEUX.

MALADIES CUTANÉES INFLAMMATOIRES

ECTHYMA AIGU.

L'*ecthyma* est une affection caractérisée par l'éruption de pustules régulièrement arrondies, assez larges, un peu aplaties, présentant souvent un point central noir un peu déprimé, ayant une auréole d'un rouge vif et contenant d'abord une sérosité louche qui se transforme peu à peu en un pus blanc, homogène, ressemblant au pus dit phlegmoneux. La formation de ces pustules est ordinairement accompagnée de douleurs et d'élancements plus ou moins vifs. Après quelques jours de durée, l'épiderme qui forme la partie supérieure de la pustule se rompt, et le pus, en s'épanchant au dehors, se concrète sous la forme d'une croûte jaune ou brune, laquelle se détache assez promptement en laissant une tache violette qui ne tarde pas à s'effacer ; quelquefois cependant la croûte tombe ou est enlevée trop tôt, avant la cicatrisation complète de la peau, et il existe au-dessous d'elle une ulcération superficielle qui peut se prolonger plus ou moins longtemps, et qui peut mieux devenir le point de départ d'un ulcère lorsque la maladie siége aux jambes.

Les pustules de l'ecthyma sont ordinairement isolées les unes des autres et parfaitement distinctes ; leur nombre est rarement très-considérable, mais elles peuvent se succéder pendant un temps assez long, lorsque la cause qui leur donne naissance subsiste. Quelquefois elles sont voisines les unes des autres et peuvent se confondre de manière à former une plaque irrégulière, cette confusion a surtout lieu lorsqu'elles sont à la période de croûtes.

Par ses caractères de dimensions, d'isolement et d'acuité, l'ecthyma se distingue complétement de l'impétigo, maladie également pustuleuse, mais dans laquelle les pustules sont petites, acuminées et confondues les unes avec les autres.

L'ecthyma est bien rarement une maladie idiopathique ; dans la presque unanimité des cas, il survient consécutivement à une autre maladie et se montre principalement comme complication d'une maladie parasitaire causée par la présence des acares ou des poux. Dans la gale, on trouve les pustules d'ecthyma plus particulièrement aux mains (la planche qui accompagne ce texte en montre un exemple très-frappant), et aux fesses. Dans la phthiriase, on rencontre surtout les mêmes pustules aux membres et à la partie postérieure du tronc.

Le traitement de l'ecthyma est exclusivement antiphlogistique; il consiste dans des cataplasmes de fécule ou de farine de lin, dans des bains, dans des lotions émollientes; lequel traitement local peut être aidé par quelques boissons rafraîchissantes. De cette manière on obtient facilement la guérison des pustules d'ecthyma déjà développées, mais pour en empêcher le retour, il faut remonter à la cause et combattre, par des moyens appropriés, la maladie parasitaire dont l'éruption ecthymateuse n'est que la conséquence et la complication.

L'ecthyma peut affecter la marche chronique et, tout en conservant sa forme primitive, il survient dans des conditions très-différentes : chez l'enfant, cette maladie, désignée sous le nom d'*ecthyma infantile*, est toujours sous la dépendance de faiblesse générale et même d'un état de cachexie. Chez l'adulte, il est également l'expression d'un affaiblissement général tout spécial et il constitue les espèces nosologiques désignées sous le nom d'*ecthyma lusidium*, d'*ecthyma cachecticum*, et que quelques auteurs ont considérées comme une maladie spéciale à laquelle ils ont donné le nom de *rupia*. Dans cette forme chronique, les pustules sont plus larges, plus aplaties, elles contiennent une sérosité sanguine et purulente et elles donnent lieu, consécutivement, à des ulcérations profondes et à des croûtes épaisses et foncées en couleur.

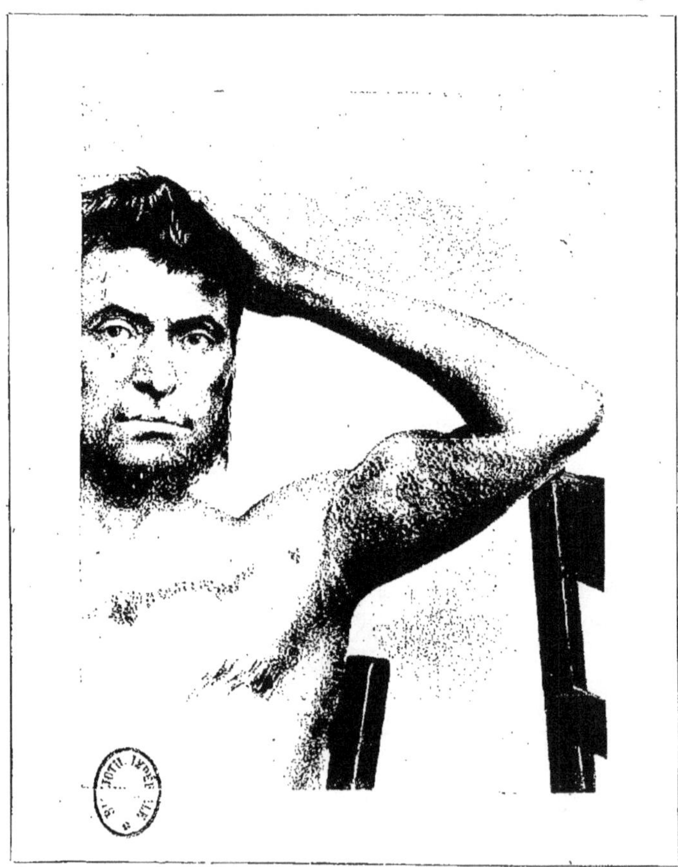

A. de Montméja.

Ad naturam phot. et pinx.

ZONA.

MALADIES CUTANÉES INFLAMMATOIRES.

ZONA.

Le zona a reçu diverses dénominations : on l'a désigné sous le nom de *feu de Saint-Antoine*, de *feu sacré*, d'*herpès zoster*.

Cette affection est caractérisée par des plaques rouges, peu saillantes, surmontées de vésicules groupées irrégulièrement. L'éruption se montre sur une moitié du corps, s'arrêtant sur les lignes médianes antérieure et postérieure ; elle est souvent précédée de quelques symptômes généraux : courbature, anorexie, mouvement fébrile, qui sont bientôt accompagnés d'une cuisson douloureuse dans la région affectée. Cette région ne tarde pas à être occupée par des plaques rouges sur lesquelles s'élèvent des vésicules transparentes, d'abord isolées, plus tard confluentes et qui se terminent de diverses sortes. Tantôt la sérosité devient louche, tantôt elle devient purulente, tantôt enfin elle se mélange à une certaine quantité de sang qui lui donne une coloration bleuâtre ou rosée. Dans quelques cas, la sérosité des vésicules se résorbe en grande partie et il ne reste qu'une croûte brunâtre assez peu épaisse. D'autres fois, la rupture de l'épiderme a lieu trop tôt, et il se forme une ulcération ordinairement superficielle recouverte d'une pseudo-membrane, ou bien d'une croûte grisâtre à laquelle succédera plus tard une petite cicatrice. Chez les sujets affaiblis par l'âge ou par toute autre cause, on peut voir survenir, au-dessous des vésicules, de véritables eschares qui pourraient légitimer la dénomination de *zona gangréneux*.

Pendant que ces phénomènes s'accomplissent, les malades éprouvent de la cuisson, des élancements, une sensation de brûlure, qui peuvent les incommoder au point de causer de l'insomnie. Ces douleurs, qui n'existent pas toujours, occupent généralement le trajet des nerfs de la région affectée. Cette dernière circonstance a fait penser à certains auteurs que le zona n'était autre chose qu'une névralgie. Il est de fait que ces douleurs sont plus vives et plus persistantes chez les individus sujets aux névralgies ; elles sont ordinairement moins fortes chez les jeunes gens et les personnes robustes. Mais comme elles peuvent manquer complétement, on ne peut considérer le zona comme une névralgie.

Le siége de prédilection du zona est le tronc : les vésicules s'y développent sur une moitié seulement et en suivant une ligne légèrement oblique de haut en bas et d'arrière en avant.

Les exemples de zona double sont très-rares, et dans les cas qui ont été rapportés, les deux demi-ceintures ne se correspondaient pas, l'une étant plus élevée que l'autre. Mais cette éruption n'est pas exclusive au tronc, elle peut se montrer partout aux membres, au cou, à la face, et même au cuir chevelu; dans ces différentes régions elle ne siége toujours que d'un côté du corps.

Le zona suit une marche aiguë ; sa durée est de quinze à vingt-cinq jours ; après cette époque, les croûtes tombent et ne laissent qu'une tache violette de très-courte durée ; dans les cas où les vésicules sont ulcérées, la guérison peut se faire attendre six semaines ou deux mois, et il peut rester des cicatrices indélébiles. Le zona gangréneux se termine quelquefois par la mort. Mais ce que nous devons noter surtout à propos des terminaisons du zona, c'est la persistance de la névralgie qui servait souvent à l'éruption et qui peut se prolonger pendant plusieurs mois, quelquefois même pendant des années.

Le diagnostic du zona, presque toujours facile, découle naturellement de l'exposé que nous avons fait des caractères qui lui sont propres. Souvent la lésion peut passer inaperçue quand elle est légère et que toute l'attention du médecin se porte sur les douleurs névralgiques, et lorsqu'on ne pense pas à regarder la région malade.

Le zona s'observe plus particulièrement au printemps et pendant l'été ; il se développe quelquefois sous l'influence d'une certaine constitution médicale qui fait qu'on en rencontre plusieurs exemples dans le même moment. Plus rare chez l'enfant que chez le vieillard, et plus fréquent chez l'homme que chez la femme, on le voit survenir par le fait de deux circonstances principales : le refroidissement et les émotions morales vives.

Le traitement du zona se borne à respecter les vésicules que l'on protége en les saupoudrant d'amidon ou de lycopode ; si la névralgie est intense, on ajoute à trois parties de poudre d'amidon une partie d'oxyde de zinc et une partie de camphre. Plus tard, la chute des croûtes peut être activée par des bains. S'il y a des ulcérations, il est bon de prescrire des cataplasmes de farine de riz ou de fécule, des bains généraux, des pansements au cérat saturné ou opiacé. Quant aux moyens généraux, ils doivent se borner à un régime doux et des tisanes rafraîchissantes.

S'il y des plaques gangréneuses, on doit les saupoudrer avec de la poudre de quinquina, les laver avec de l'eau alcoolisée, et surtout prescrire à l'intérieur des préparations de quinquina, des boissons vineuses, et soutenir le malade par une alimentation suffisante.

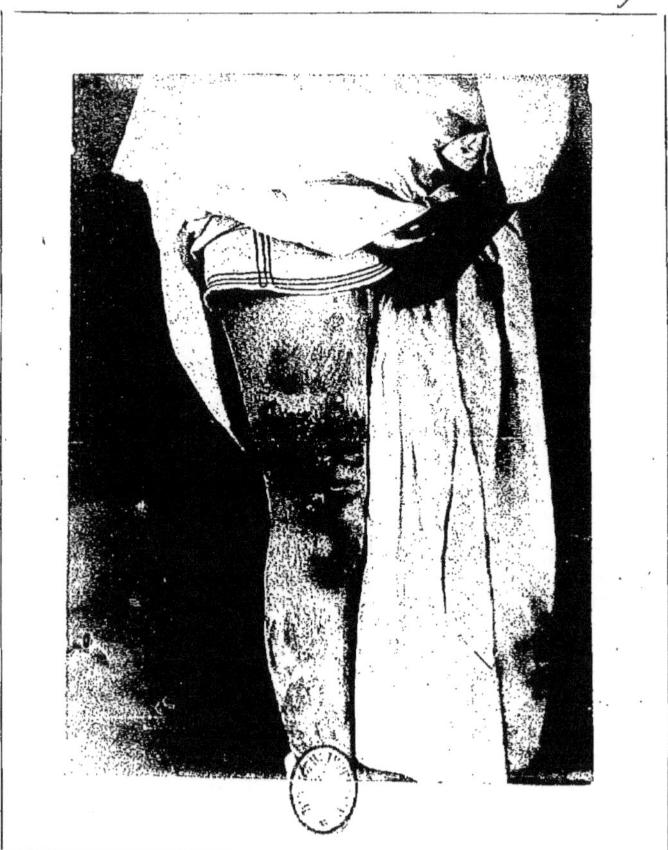

PEMPHIGUS BULLEUX.

MALADIES CUTANÉES INFLAMMATOIRES.

PEMPHIGUS BULLEUX.

Le pemphigus bulleux est une affection caractérisée par la présence de bulles à la surface de la peau ; ces bulles offrent un volume variable qui peut être celui d'un pois et atteindre celui du poing ; on en voit parfois de plus volumineuses encore.

Leur contour, quelquefois irrégulier, est d'ordinaire ovale ou arrondi. Le contenu des bulles pemphigoïdes est une sérosité transparente ou citrine et peu plastique ; dans ce contenu on voit parfois flotter des fausses membranes. La sérosité peut, dans certains cas, se trouver mélangée à du pus ou à du sang ; enfin les bulles peuvent ne contenir que du pus.

On a donné le nom de *pemphigus solitaire* à une variété de pemphigus bulleux dans laquelle les bulles apparaissent une à une, la première disparaissant pour faire place à une seconde qui se forme dans le voisinage ou ailleurs, et ainsi de suite. Dans les cas ordinaires il y a formation de plusieurs bulles à la même époque, mais leur évolution, semblable d'ailleurs, affecte une marche successive.

L'apparition de la bulle est précédée ou non de celle d'une tache rouge ; dans tous les cas l'épiderme se plisse, se soulève par petites places isolées, et la bulle se produit. L'ampoule ainsi formée est une véritable phlyctène semblable au soulèvement épidermique produit par l'accumulation de la sérosité consécutivement à l'application d'un vésicatoire. Souvent il existe en même temps une sensation de chaleur ou de cuisson.

La bulle venant à se rompre spontanément ou par suite d'une déchirure mécanique, les phénomènes consécutifs peuvent se présenter sous trois aspects différents : 1° la bulle étant rompue, l'épiderme s'applique de lui-même à la peau et s'exfolie quand s'est opérée la régénération épidermique ; 2° la bulle se déchire entièrement ; de la surface dénudée on voit sourdre un liquide séreux et peu plastique ; puis cette surface se sèche et il reste comme dans le cas précédent une tache violette ; 3° si le liquide de la bulle est plastique, à la rupture de cette dernière on voit ce liquide se concréter et donner lieu à une croûte jaunâtre plus ou moins épaisse dont la durée est d'un à cinq ou six septénaires ; la croûte tombe, et il reste une surface rouge qui se comporte comme précédemment.

Les bulles pemphigoïdes se rencontrent sur toutes les parties du corps, excepté au cuir chevelu ; elles envahissent parfois les muqueuses.

Quant à la marche de la maladie, elle peut être de forme aiguë ou de forme chronique.

La forme aiguë comprend le *pemphigus des adultes* et le *pemphigus des nouveau-nés*.

L'apparition du premier est précédée assez souvent de phénomènes généraux tels que ceux des fièvres éruptives, et les bulles, qui se développent en moyenne au bout de vingt-quatre heures, accomplissent une évolution rapide qui n'excède pas un ou deux septénaires. La sérosité se résorbe quelquefois sans que la bulle se rompe : d'autres fois la bulle semble avorter dans son développement.

Les poussées se font à des intervalles de temps plus ou moins rapprochés, mais quand elles se prolongent, la maladie tend à passer à l'état chronique.

Le pemphigus des nouveau-nés survient au moment de la naissance ou pendant les premiers jours qui la suivent. Les bulles s'ulcèrent rapidement et les ulcères augmentent d'étendue par le développement de bulles nouvelles ; il y a en même temps des phénomènes généraux très-graves, et les petits malades, pris de troubles digestifs, ne tardent pas à maigrir, et, le plus souvent, à succomber. Ce pemphigus est spécial aux pieds et aux mains. On l'a attribué à une influence syphilitique venant des parents ; il n'y a encore rien de certain sur cette question.

Les enfants nouveau-nés sont également sujets à une autre affection pemphigoïde caractérisée par l'apparition de quelques bulles peu volumineuses, distendues par un liquide séro-purulent. Cette maladie est peu grave et disparaît ordinairement en quelques jours ou quelques semaines après l'apparition d'un petit nombre de bulles.

Le pemphigus chronique, ou *pemphigus bulleux successif*, diffère du pemphigus aigu en ce que les bulles se succèdent avec une ténacité que rien ne peut surmonter. Cette forme s'accompagne des troubles généraux les plus graves. On dirige contre elle les mêmes moyens thérapeutiques que l'on emploie dans le pemphigus foliacé.

Dans la forme aiguë, on prescrit la poudre d'amidon ou de lycopode pour saupoudrer les parties malades, des bains émollients, quelques purgatifs et une nourriture peu substantielle. — Contre les phénomènes intestinaux du pemphigus des nouveau-nés on emploie la décoction blanche de Sydenham et des lavements amidonnés, additionnés d'une goutte de laudanum de Sydenham.

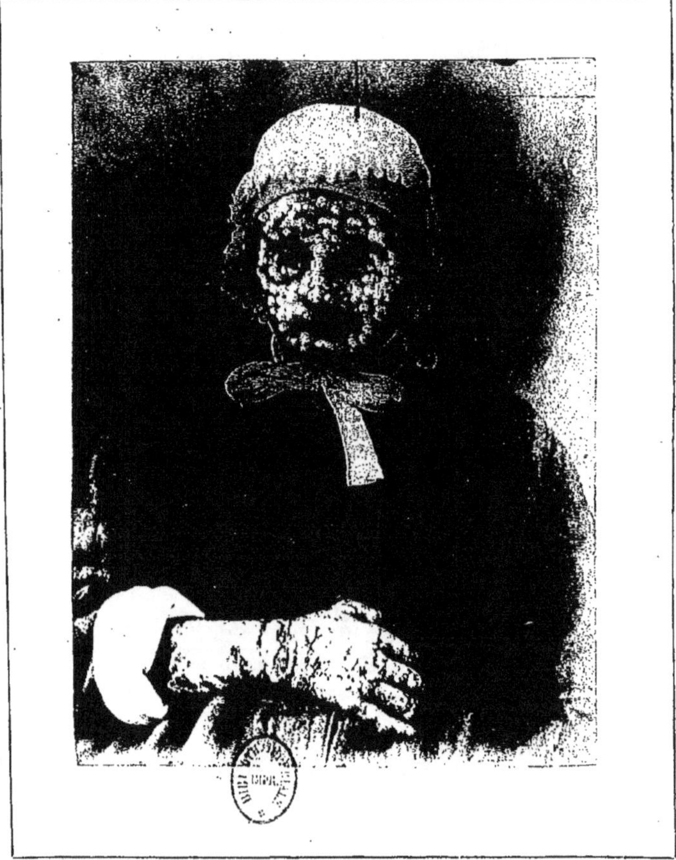

A. de Montméja.　　　Ad naturam phot. et pinx.

PEMPHIGUS FOLIACÉ.

MALADIES CUTANÉES INFLAMMATOIRES.

PEMPHIGUS FOLIACÉ.

Le *pemphigus foliacé* affecte toujours une marche chronique ; il est caractérisé par des squames minces blanches ou grises, enroulées sur leurs bords, en partie détachées de la peau dont elles occupent presque entièrement la surface. L'aspect des squames pourrait être assez justement comparé à celui des écailles qui constituent la couche extérieure de l'écorce du bouleau ; elles envahissent toutes les parties du corps sans manifester de préférence pour aucune d'elles.

Les squames du pemphigus foliacé se produisent, tombent et se renouvellent avec une incroyable rapidité : il suffit de quelques heures pour que le lit des malades soit rempli de leur dépouille. Sous la squame qui se soulève et sous celle qui tombe, la peau est d'un rouge vif, légèrement humide et ulcérée : de la surface excoriée s'écoule un liquide peu plastique et peu abondant qui répand une odeur fétide ; la sueur elle-même, presque continuelle en pareil cas, semble ajouter à cette fétidité.

On voit survenir parfois des ulcérations assez profondes sur les parties du corps sujettes à une pression continuelle : aux fesses, aux genoux et aux coudes. Les malades eux-mêmes, pris quelquefois de vives démangeaisons, peuvent, par le grattage, donner lieu à de semblables ulcérations.

Le début du pemphigus foliacé est quelquefois précédé de l'apparition de bulles ; d'autres fois il débute d'emblée par des squames. C'est la formation de ces bulles, au début ou pendant le cours de la maladie, qui a fait rattacher cette affection aux formes bulleuses du pemphigus.

Le pemphigus foliacé aboutit très-rarement à la guérison : les malades succombent sous l'influence des complications très-fréquentes, et de l'état d'épuisement produit par la sécrétion continue de l'épiderme. Parmi ces complications, la plus commune est l'*entérite chronique* ; la *phthisie pulmonaire* survient assez fréquemment, on voit de même se produire l'*anasarque sans*

albuminurie, et, plus rarement, la *bronchite aiguë ou chronique;* des *ulcérations gangréneuses.*

Le diagnostic du pemphigus foliacé est assez facile, l'existence de ces squames enroulées sur leurs bords, recouvrant une surface humide, vien suffisamment caractériser cette maladie pour qu'on puisse la reconnaître : on pourrait cependant la confondre avec l'eczéma, et cette erreur est souvent commise ; pour l'éviter on devra se rappeler que l'eczéma, même généralisé, n'est jamais universel comme le pemphigus foliacé, qui recouvre la totalité de l'enveloppe cutanée. De plus, la présence de quelques bulles, soit au début, soit dans le cours de la maladie, vient encore aider au diagnostic.

Le pronostic du pemphigus foliacé est très-grave; on doit regarder la guérison comme tout à fait exceptionnelle. Malgré l'étendue et l'intensité de la maladie, la vie peut se prolonger plusieurs années s'il ne survient aucune complication vers les organes internes.

Ce que nous venons de dire du pronostic prouve le peu d'efficacité des moyens thérapeutiques sur le pemphigus foliacé : on doit avant tout soutenir les malades au moyen d'une médication reconstituante, dont le quinquina est le meilleur agent; j'ai également employé les préparations ferrugineuses. L'arséniate de soude, l'arséniate de fer, m'ont paru quelquefois modifier un peu la sécrétion épidermique, mais le plus ordinairement tout est inutile, et la maladie suit son cours. Comme moyen topique, il faut se borner à des applications de poudres inertes ou astringentes (poudres de lycopode, d'amidon, de quinquina ou de son). On doit surtout s'abstenir de bains et de topiques émollients qui augmentent la formation des squames.

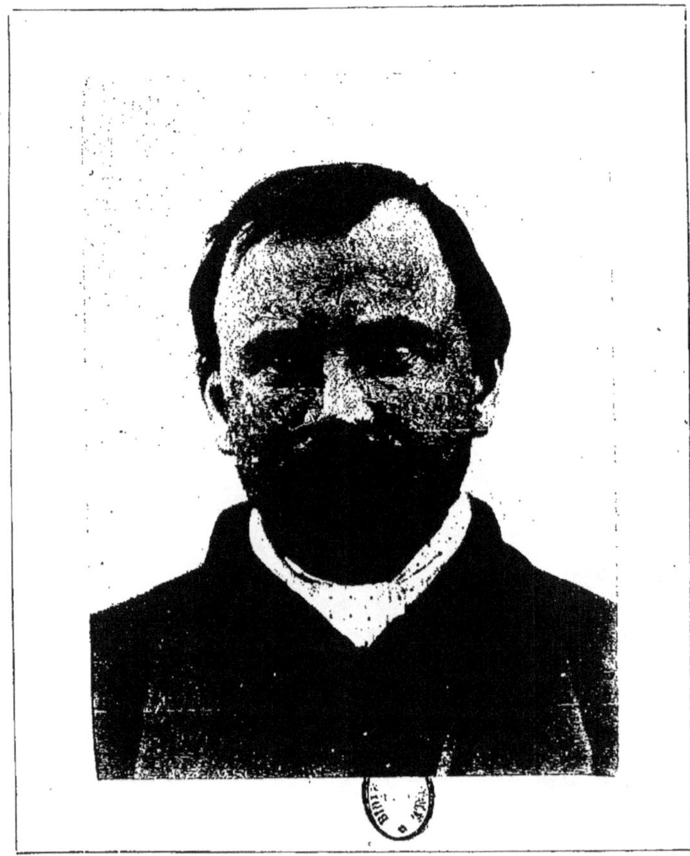

A. de Montméja.   Ad naturam phot. et pinx.

AGNÉ.

MALADIES CUTANÉES ACCIDENTELLES.

ACNÉ.

On donne le nom d'*acné* aux diverses maladies qui intéressent spécialement les follicules sébacés. On doit distinguer ces maladies en deux catégories : les unes se caractérisent par une hypersécrétion de la matière sébacée, les autres par l'inflammation des follicules.

L'acné due à une *hypersécrétion de matière sébacée* se présente sous deux formes. Tantôt, en effet, la matière sébacée s'accumule dans le follicule, et donne lieu, soit à l'*acné ponctuée*, soit à l'*acné varioliforme*; tantôt, au contraire, la matière sébacée s'épanche à la surface des téguments ; c'est ce qui a lieu dans l'*acné sébacée fluente*, dans l'*acné sébacée concrète* et dans l'*acné sébacée cornée*. L'acné due à une *inflammation des follicules* comprend l'*acné simple* et l'*acné indurée* ou *tuberculeuse*. L'*acné rosacée* et l'*acné hypertrophique* succèdent aux deux formes précédentes, quand elles s'accompagnent d'une dilatation des vaisseaux capillaires ou de l'hypertrophie des tissus sous-jacents.

L'acné simple et l'acné indurée sont les formes les plus communes et celles dont notre planche motive le plus la description. L'*acné simple* se caractérise par de très-petites pustules entourées d'une auréole rouge causant peu de démangeaison ou de cuisson ; après quatre ou cinq jours d'existence, ces pustules ne laissent après elles que des taches rouges dont la disparition s'effectue lentement : une nouvelle éruption commence, tandis que la première est à son déclin ; l'intensité des éruptions successives va presque toujours croissant, et l'on peut voir plus tard survenir une véritable acné indurée.

Fréquente dans la jeunesse, l'acné simple siége de préférence au visage, entre les épaules et sur la poitrine.

L'*acné indurée* peut être considérée comme l'exagération de la forme précédente. Cette maladie débute par une saillie d'un rouge violacé, saillie que surmonte bientôt un point blanc, signe d'une suppuration qui restera stationnaire pendant plusieurs jours. La rupture de la pustule laissera longtemps encore après elle une induration à laquelle succédera finalement une cicatrice comparable à celles de la variole. L'acné simple et l'acné indurée se rencontrent fréquemment sur le même sujet, la seconde procédant habituellement de la première.

La marche de l'acné est essentiellement chronique ; la guérison spontanée en est rare, si ce n'est aux approches de l'âge adulte ou de la vieillesse, lorsqu'il n'existe pas de complications variqueuses ni d'hypertrophie des tissus malades.

Le diagnostic de l'acné, toujours facile, ne pourrait être obscur qu'en parallèle avec une *syphilide pustuleuse* acnéiforme.

Dans ce cas, en effet, les différences physiques seront peu caractérisées, et l'on devra faire grand cas des commémoratifs et des signes concomitants. Le siége spécial de l'éruption, dans les cas d'acné, devra toujours être pris en grande considération ; la syphilide étant plus marquée au tronc et aux membres, l'acné siége exclusivement au visage, aux épaules, et sur les parties antérieures et postérieures de la poitrine.

L'acné n'occasionne aucun trouble dans la santé générale et paraît se rattacher quelquefois au tempérament lymphatique, ce qui ne l'empêche point de se manifester parfois chez des sujets très-robustes, sous l'influence de causes multiples, telles que l'abus des boissons alcooliques, les troubles de la circulation, les congestions céphaliques habituelles, la continence même. Dans un grand nombre de circonstances, l'acné ne se lie à aucun trouble général de l'économie.

Le traitement de l'acné comprend des moyens hygiéniques et l'emploi d'une médication locale particulière.

Les moyens hygiéniques se résument dans l'éloignement de tout ce qui peut amener une congestion de la tête, dans l'abstention de tout aliment épicé et principalement de boissons excitantes. Comme traitement local, les moyens qui nous ont le mieux réussi consistent dans des lotions d'eau chaude, faites matin et soir sur les parties malades, soit d'eau simple, soit d'eau additionnée d'une solution légère de sublimé

> Eau distillée...................... 300 grammes.
> Sublimé......................... 2 —
> Une cuillerée à café dans un verre d'eau chaude.

et dans des onctions faites tous les soirs avec une pommade au proto-iodure de mercure,

> Cold-cream .... 15 grammes.
> Proto-iodure de mercure....... 10 à 50 centigrammes.

laquelle produit une inflammation substitutive de la peau, amenant à la longue la guérison de l'acné.

Le concours des eaux minérales ne doit pas être négligé dans les cas où la guérison se fait attendre. Parmi ces eaux, qui toutes doivent posséder des propriétés excitantes très-marquées, nous conseillons de préférence celles de Baréges, de Bagnères-de-Luchon, d'Aix en Savoie, et surtout les eaux de Louesche en Suisse.

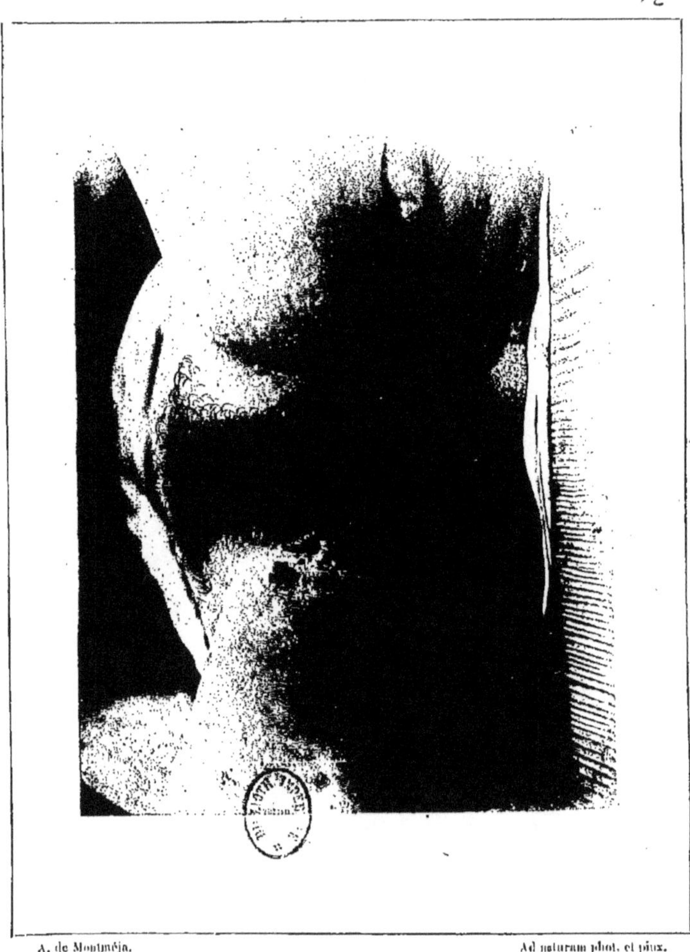

VÉGÉTATIONS DE LA VULVE.

MALADIES LOCALES DE LA PEAU.

VÉGÉTATIONS.

Sous le nom de *végétations*, on comprend des lésions de la peau appartenant à la syphilis et d'autres qui ne sont pas sous sa dépendance. Trois sortes
d'affections cutanées doivent être rapportées à la forme végétante : les *excroissances* ou *végétations* proprement dites, les *plaques muqueuses* et la *syphilide
granuleuse*.

Sous le nom d'*excroissances*, la seule forme qui doive faire l'objet de
cette description, nous comprenons toutes les variétés de *végétations*, telles
que *verrues, crêtes de coq, condylomes, choux-fleurs*, etc.

Il faut savoir que ce ne sont pas des manifestations de la syphilis, car ces
diverses végétations peuvent se rencontrer sur des sujets entièrement sains ;
c'est ce qui a lieu pour les femmes enceintes ou récemment accouchées, chez
lesquelles le pourtour de l'anus ou des parties génitales externes devient
quelquefois le siége de végétations dues à une turgescence sanguine locale,
produite par la gravidité de l'utérus. D'un autre côté, les chancres mous ou
indurés, les plaques muqueuses, les ulcères de toute nature, peuvent présenter
des végétations sur la surface ulcérée.

Quant aux caractères propres des végétations, on peut en rapporter deux
types bien caractérisés : les unes sont dures, chagrinées, grisâtres et ne causent
aucune souffrance; les autres apparaissent sous forme de tumeurs fongueuses,
pour la plupart très-vasculaires, offrant une couleur rouge ou légèrement
rosée, et plus ou moins pédiculées; ces végétations ont une consistance mol
lasse; la moindre action mécanique y provoque un écoulement de sang; elles
sécrètent une sérosité visqueuse transparente ou blanchâtre, dont l'odeur est
fétide. Toutes les végétations qui appartiennent à cette variété sont douloureuses; elles acquièrent souvent un volume assez considérable, ce que l'on
n'observe pas fréquemment dans la première forme que nous avons décrite.
On les voit alors être supportées par un pédicule d'autant plus long et d'autant
plus étroit que la tumeur est plus volumineuse.

Les excroissances siégent habituellement, comme nous l'avons déjà dit, à
l'anus, aux grandes et aux petites lèvres de la vulve, au prépuce, sur le gland,

mais on les rencontre encore dans le vagin lui-même, dans la portion terminale de l'urèthre des femmes et du rectum ; enfin sur la peau qui avoisine ces régions : l'aine, le pli crural, la face interne des cuisses. Les excroissances siégent rarement dans la cavité buccale : on en rencontre cependant quelquefois sur la langue. Elles paraissent être le résultat d'une irritation locale exercée sur certains éléments de la peau par le contact du pus, du muco-pus ou de tout autre liquide irritant.

L'impuissance du traitement mercuriel contre ces végétations est une preuve de plus en faveur de la non-spécificité des excroissances proprement dites. C'est donc au traitement local seul qu'il faudra avoir recours en pareil cas. Ce traitement repose sur l'emploi des astringents tels que le vinaigre, le tannin, la sabine, etc. ; des caustiques tels que l'acide nitrique, l'acide acétique cristallisable, le nitrate acide de mercure, l'acide chromique, le nitrate d'argent, etc. ; surtout sur l'excision suivie de cautérisations plus ou moins énergiques.

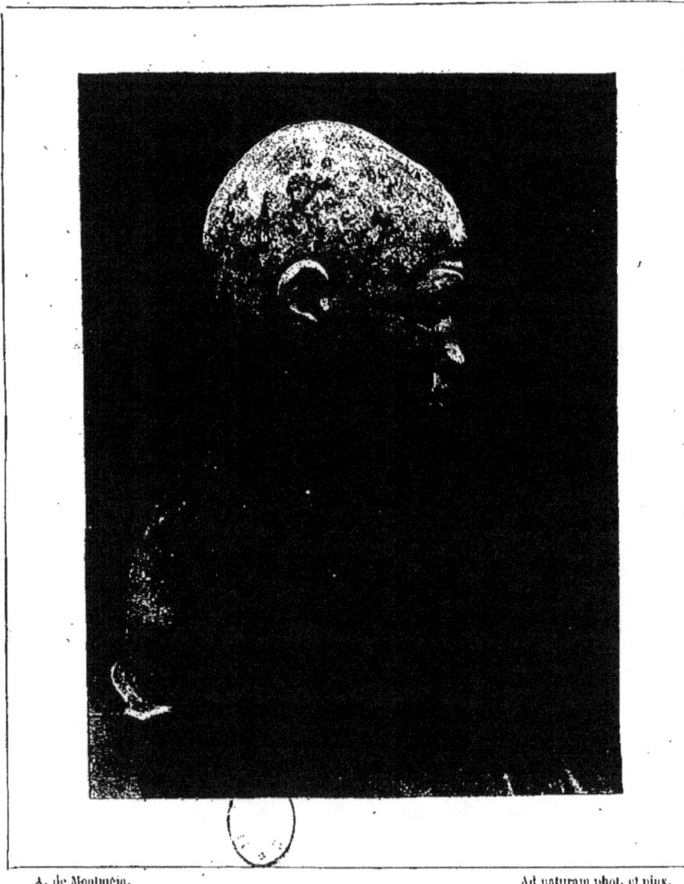

A. de Montméja.   Ad naturam phot. et pinx.

FAVUS.

MALADIES PARASITAIRES.

FAVUS.

C'est dans les auteurs arabes que l'on voit figurer pour la première fois le nom de *teigne*, appliqué pendant longtemps, sans distinction, à toutes les maladies du cuir chevelu. Willan et Bateman comprenant le vague de cette dénomination décrivirent à part, sous le nom de *porrigo*, des maladies du cuir chevelu qui leur parurent avoir des caractères particuliers suffisants pour constituer un genre nosologique spécial. Willan divisa le porrigo en deux variétés, le porrigo *favosa* et le porrigo *scutulata*. Bateman créa six espèces, qui comprennent également le vrai porrigo et des maladies qui en diffèrent : 1° le *pemphigus larvalis*, qui n'est autre que l'impétigo ; 2 le *pemphigus furfurans*, qui est un eczéma arrivé à sa période pityriasique ; 3° le *pemphigus decalvans*, aujourd'hui appelé *pelade ;* 4° le *pemphigus lupinosa ;* 5° le *pemphigus scutulata ;* 6° enfin, le *pemphigus favosa.*

Biett, à son tour, étudia les teignes et simplifia la description du favus qu'il réduisit à deux variétés : le porrigo *scutulata* et le porrigo *favosa.* Cet auteur, conformément à sa classification, basée sur l'anatomie pathologique, admit le porrigo comme affection pustuleuse : son école, représentée en France par MM. Cazenave, Gibert et Devergie, partagea la même erreur. Mais en 1839, Schœnlein, en Allemagne, en reconnaissant la présence constante d'un parasite dans les croûtes de la teigne, donna une nouvelle indication relativement à la nature de la teigne ou du porrigo, et, depuis cette époque, cette découverte ayant été confirmée par un grand nombre d'observateurs, la teigne faveuse est regardée comme une maladie parasitaire, due à la présence d'un champignon particulier, l'*Achorion Schœnleinii.* Sa découverte fut confirmée par les travaux d'un grand nombre d'auteurs.

Sans entrer ici dans l'étude du parasite végétal et des éléments du diagnostic, que nous décrivons dans la partie micrographique de cet ouvrage, nous allons étudier le favus et les moyens que la thérapeutique met à notre disposition pour le combattre.

Le *favus* est une affection contagieuse, caractérisée par des croûtes sèches, de couleur jaunâtre, présentant au début la forme de godets, dans lesquelles on peut reconnaître au microscope les caractères du parasite végétal décrit sous le nom d'*Achorion Schœnleinii*.

La teigne faveuse commence ordinairement par des démangeaisons accompagnées de rougeur du cuir chevelu et d'une légère desquamation furfuracée qui affecte un développement circiné; en même temps les cheveux deviennent ternes et cassants. Peu de temps après apparaissent des petits points saillants jaunâtres, traversés par un cheveu, qui s'agrandissent en se déprimant au centre, de manière à former une sorte de godet. Ces godets, d'un volume variable suivant la grosseur de la croûte, sont isolés et offrent une coloration jaunâtre ou fleur de soufre tout à fait spéciale.

La disposition des godets a fait donner diverses dénominations au favus : *favus isolé, favus urcéolaire, favus lupinosa*. — A un âge assez avancé de la maladie, les godets devenus confluents finissent par s'égaliser et forment une surface jaunâtre et irrégulière qui constitue, à tort, pour quelques auteurs, une espèce distincte désignée sous le nom de *favus scutiforme*, en *bouclier*, en *plaque*. A un âge encore plus avancé, les croûtes faviques se décolorent, deviennent blanchâtres, et offrent l'aspect du vieux plâtre ; c'est là le *favus squarreux* des auteurs, qui n'est pas, à proprement parler, une espèce distincte.

Le développement des godets entraîne l'atrophie des cheveux qu'ils environnent; ces cheveux tombent, et ceux qui restent deviennent gris sale et lanugineux; la tête exhale en même temps une odeur fétide et caractéristique, comparable à celle de la souris.

La présence du parasite provoque souvent aussi la formation de pustules d'ecthyma et de croûtes d'impétigo; il n'est pas rare non plus de voir les poux envahir ces concrétions et un engorgement des ganglions lymphatiques survenir dans le voisinage.

Le favus siége ordinairement à la tête, mais on le rencontre également sur les autres parties du corps : nous renvoyons aux planches micrographiques pour la description du favus des ongles.

Quand survient la chute des croûtes, on voit le cuir chevelu déprimé, irrégulièrement blanc et rosé, présentant quelquefois de vraies cicatrices.

Les cheveux ne repoussent jamais dans les points où s'est opérée cette destruction du bulbe pileux; dans le cas contraire ils peuvent repousser aussi vigoureux et aussi nombreux qu'auparavant, mais ils sont alors, en général, plus foncés et plus secs. Le favus tend à se perpétuer, et l'on voit des adultes qui en sont atteints depuis l'enfance; il se propage de place en place, et la guérison peut survenir d'elle-même, faute d'aliment à la destruction.

Le favus spécial à l'enfance s'attaque également à l'adulte et se propage par contagion; le tempérament lymphatique semble favorable à son développement; les classes les plus exposées sont celles où manquent les soins de propreté.

Traitement. — Depuis la découverte de la nature parasitaire du favus, le traitement de cette maladie, abandonné auparavant à l'empirisme le plus grossier, est devenu complétement scientifique; il a pour but de détruire le végétal parasite, cause première de l'affection cutanée. Pour atteindre ce résultat, on doit compter sur l'épilation et sur l'action des agents parasiticides. Le traitement méthodique, si bien formulé par M. Bazin, comprend d'ailleurs trois parties :

1° On provoque, à l'aide de cataplasmes ou de lotions émollientes, la *chute des croûtes;* la peau recouverte par ces croûtes présente de la rougeur et des ulcérations superficielles que les émollients modifient encore ;

2° Le second temps consiste à pratiquer l'*épilation*, que l'on rend plus facile en coupant d'abord les cheveux; on arrache les cheveux un à un, avec des pinces à mors plats, et cela en plusieurs séances ; cet arrachement doit être fait dans le sens de l'implantation du cheveu, et l'on doit épiler seulement les parties malades, en les dépassant néanmoins légèrement.

L'épilation doit être suivie de lotions avec la liqueur suivante :

Sublimé..........................	1 gramme.
Eau..............................	500
Alcool...........................	q. s.

On continue ces lotions pendant huit jours.

3° Le dernier temps du traitement consiste dans l'application de pommades parasiticides qui ont pour base le soufre ou le mercure :

Fleur de soufre...................	2 grammes.
Axonge	30

M. Bazin emploie le sulfate de deutoxyde de mercure :

Turbith minéral...................	0^{gr},50 à 2 grammes.
Axonge...........................	30 grammes.

Si au bout de quelques mois, lorsque les cheveux ont repoussé, la guérison n'est pas radicale, il faut recourir à l'épilation, pour éviter une rechute imminente et certaine ; pour obtenir une *guérison* solide, on est quelquefois obligé de faire trois ou quatre épilations.

N'omettons pas de dire encore que le favus se développe, le plus souvent, chez des individus faibles ou scrofuleux, et qu'une médication interne reconstituante est un adjuvant utile du traitement parasiticide.

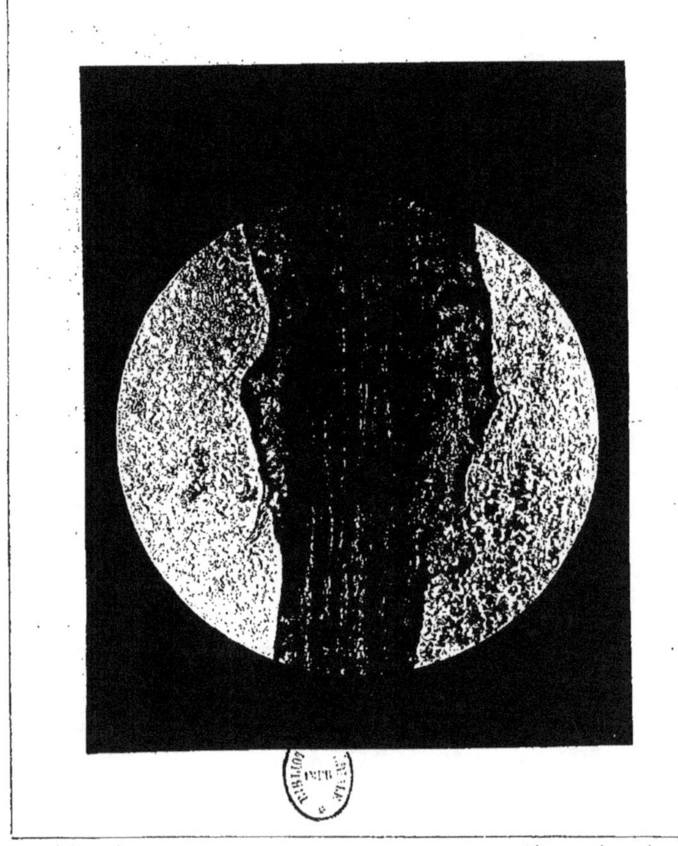

A. de Montmeja.   Ad naturam phot. et pinx.

FAVUS.

MALADIES PARASITAIRES.

FAVUS.

(Partie micrographique.)

Le parasite végétal dont la présence caractérise la *teigne faveuse* porte le nom d'*Achorion Schœnleinii*. Ce cryptogame appartient à la classe des *Arthrosporés* et fait partie de la tribu des *Oïdiés*.

Les éléments micrographiques du parasite sont : le *mycélium*, le *réceptacle* et les *spores*.

Le *mycélium* est formé de tubes cylindriques, flexueux, se ramifiant ordinairement dichotomiquement, ou n'offrant aucune ramification ; on n'y remarque ni cloisons ni parties articulées.

Le *réceptacle*, appelé aussi *sporophore*, se compose de tubes peu ou point ramifiés ; parmi eux les uns sont vides, les autres offrent un contenu qui peut être granuleux ; d'autres tubes enfin paraissent formés par la juxtaposition des spores.

Les *spores* sont les organes de reproduction du parasite : ces organes sont irrégulièrement disséminés ou groupés en forme de chapelets ; quelle que soit leur disposition, leur forme varie et affecte trois types principaux : les spores, en effet, sont régulières et arrondies, ovoïdes ou d'un aspect quadrilatère. — Dans les spores d'un grand volume, on peut quelquefois apercevoir un contenu granuleux. Le diamètre des tubes et des spores varie entre 0ᵐᵐ,003 et 0ᵐᵐ,011, d'après Moquin-Tandon.

Note sur les préparations micrographiques. — Les parasites végétaux peuvent être observés à un grossissement variable de 300 à 500 diamètres : le premier est suffisant, le second permet une étude plus complète. Nos planches sont faites selon cette dernière amplification.

L'objet à observer doit être placé entre deux lamelles de verre mince et humecté avec de l'eau ou de la glycérine, afin d'en dissocier les éléments.

L'image fournie par l'instrument grossissant n'offre pas, avec une égale netteté, tous les détails de la préparation : avec l'aide de la vis micrométrique, on peut étudier successivement tous les plans dont se compose l'épaisseur de la couche à examiner. La photographie ne pouvant donner qu'un seul des plans dont nous venons de faire mention, nous avons dû choisir celui de ces plans qui nous offrait l'aspect le plus convenable à l'étude. De cette sorte, un observateur se plaçant dans les mêmes conditions que nous, doit voir, dans le champ de son microscope, une certaine étendue de la préparation très-nette, tandis que çà et là apparaissent, avec confusion, des éléments qui ne se trouvent point au foyer de l'instrument.

En considérant notre planche du Favus, par exemple, on voit une grande quantité de points ronds et mal accusés, qui ne sont autre chose que des spores placées en dehors du plan qui se trouve au foyer ; ces spores sont confuses, mal limitées, et paraissent avoir un volume exagéré.

Nous avons à dessein laissé subsister quelques bulles d'air ou d'autres imperfections faciles à faire disparaître, quand on le veut, pour nous placer le plus exactement possible dans le cas d'une observation micrographique faite sans apprêt et en vue d'un diagnostic.

MALADIES PARASITAIRES.

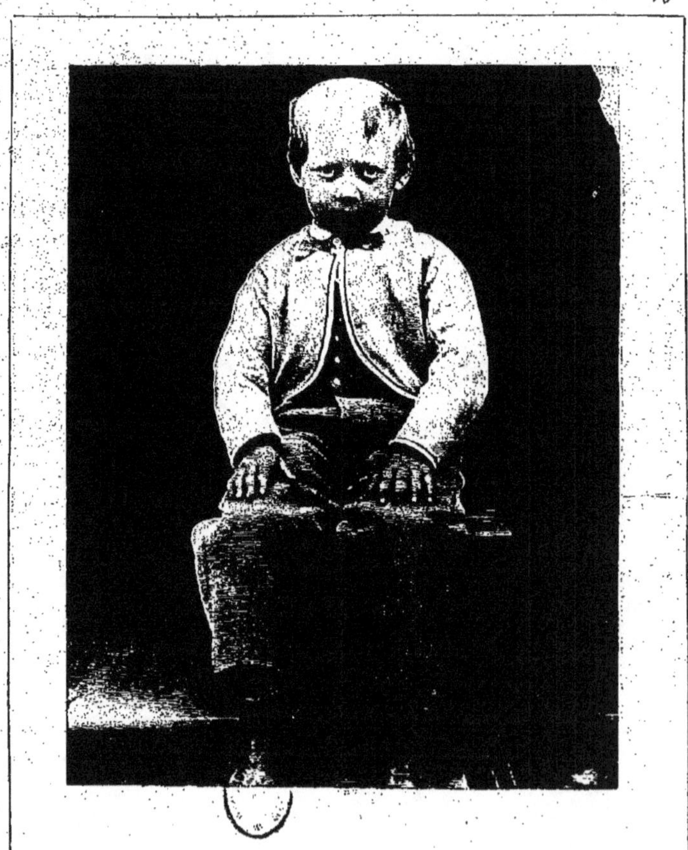

PELADE.

MALADIES PARASITAIRES.

PELADE.

Sous le nom de *porrigo decalvans*, Willan décrivit une variété de teigne dont le début était caractérisé, d'après lui, par des pustules éphémères ; ces pustules n'ont jamais été vues depuis lors. Audouin et Gruby ont découvert l'existence d'un parasite végétal dans les cheveux et sur les téguments dans les endroits malades ; ce champignon a été appelé *Microsporon Audouini*. Les recherches de M. Bazin confirmèrent cette découverte et la nouvelle maladie reçut de lui le nom de *teigne pelade*, nom sous lequel on la désigne généralement.

La teigne pelade, ou *porrigo decalvans*, est une maladie parasitaire, affectant le système pileux sur tous les points de l'économie où il se rencontre, et donnant lieu à diverses altérations spéciales dont une des plus importantes est la chute des cheveux, et la présence d'un duvet cotonneux à la surface des téguments affectés.

On doit distinguer trois degrés principaux dans la marche de la teigne pelade :

1° Les poils prennent une coloration terne et plus claire ; ils se dessèchent et se laissent facilement arracher. La peau des régions affectées se gonfle quelquefois et se couvre d'une légère poussière blanche parasitaire.

2° La chute des poils laisse voir une peau lisse, tuméfiée, décolorée, sur laquelle reste quelquefois un duvet très-fin que l'on voit, à travers jour, comme saupoudré d'une poussière blanche très-ténue ; mais le plus souvent la peau se montre nette et complétement glabre.

3° Il ne reste plus ni cheveux, ni duvet ; la peau n'est plus gonflée, elle est décolorée, et l'alopécie est souvent alors irrémédiable.

Cette affection se déclare par places arrondies à marche envahissante ; elle se localise, le plus souvent, au cuir chevelu, et peut en certains cas envahir la totalité des régions pileuses ; on peut voir, alors seulement, des phénomènes généraux assez graves se produire, surtout chez les enfants en bas âge, sans qu'il soit possible d'en préciser la cause.

On voit quelquefois la pelade guérir spontanément après la seconde période de son évolution ; les poils repoussent alors avec leur vigueur et leur coloration primitives. Mais malheureusement aussi la maladie, abandonnée à elle-même, peut aboutir à une alopécie partielle ou générale, dans laquelle les follicules pileux sont détruits, et qui devient par conséquent incurable.

Le diagnostic de cette maladie repose entièrement sur les symptômes caractéristiques que nous lui avons assignés et sur la présence d'un parasite spécial que nous étudierons dans la partie micrographique de cet ouvrage.

La pelade est essentiellement contagieuse ; cette propriété ne lui est pas accordée par tous les médecins qui n'apportent pas à leur croyance la sanction de l'expérience clinique. Sans marquer de préférence pour l'âge ou le sexe des sujets qu'elle frappe, la teigne pelade semble cependant plus spéciale à l'enfance.

Le traitement de cette affection réclame l'épilation des parties voisines de l'alopécie complète et celle du duvet qui recouvre les régions dénudées ; cette épilation n'étant pas ordinairement facile, on y supplée en passant à plusieurs reprises le rasoir sur les parties malades, en les dépassant toujours un peu.

Cette opération doit être suivie de lotions ou de l'application de pommades parasiticides. Ces lotions seront faites avec une solution légère de sublimé (eau distillée, 125 grammes ; sublimé, 25 grammes). Quant aux pommades, on peut employer indifféremment soit un mélange de 30 grammes d'axonge, de 2 grammes de soufre et de 1 gramme de camphre, soit une pommade au turbith minéral à la dose de 1 à 2 grammes de sel pour 30 grammes d'axonge. Des bains sulfureux, une médication reconstituante, aident l'action des moyens locaux. Si ce traitement est institué pendant la première ou la seconde période, on peut s'attendre à voir repousser les cheveux, aussi nombreux et aussi beaux qu'avant leur chute ; mais quand la troisième période a fait son cours, tout traitement devient inutile et la calvitie est à jamais irréparable.

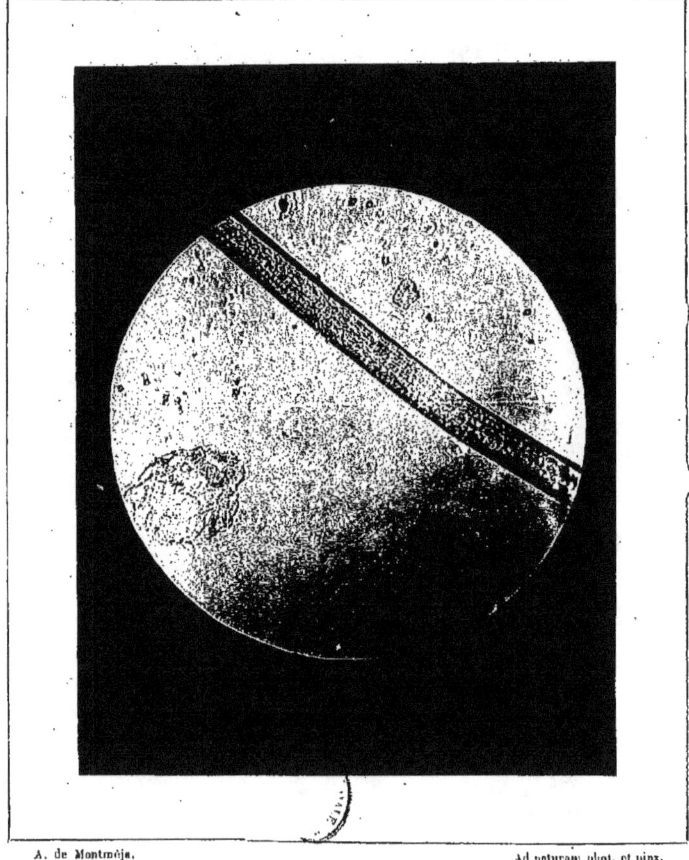

16

A. de Montméja.

Ad naturam phot. et pinx.

PELADE.

MALADIES PARASITAIRES.

PELADE.

(Partie micrographique.)

Le *Microsporon Audouini* est le parasite végétal de la *pelade*. Ce cryptogame siége sur le cheveu, en dehors du bulbe pileux, et ne remonte pas à une grande hauteur au-dessus des téguments. Sa structure intime offre à considérer des *filaments*, des *branches* et des *spores*.

Les filaments sont parallèles aux stries des cheveux et offrent quelques flexuosités.

Les branches n'ont jamais une grande longueur, mais elles sont assez nombreuses.

Les spores sont assez rares et petites ; le diamètre de ces divers éléments varie entre $0^{mm},002$ et $0^{mm},003$.

Ce parasite se développe très-rapidement et se reproduit par segmentation des extrémités des tubes, d'après M. Ch. Robin.

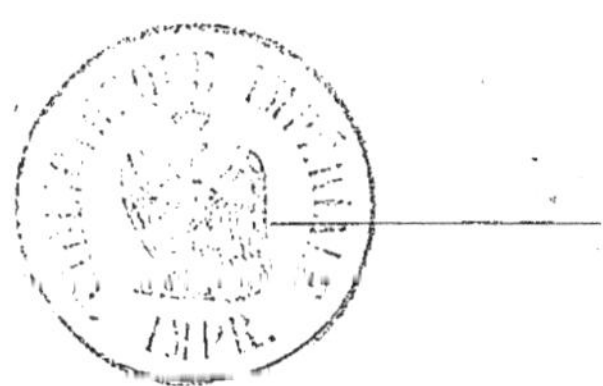

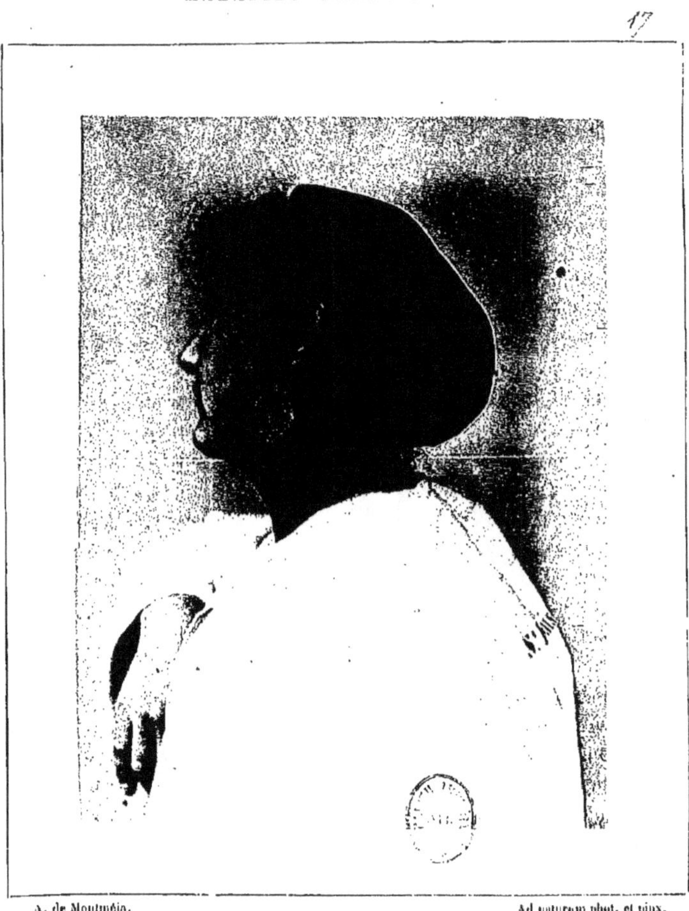

17

A. de Montméja.

Ad naturam phot. et pinx.

HERPÈS CIRCINÉ.

MALADIES PARASITAIRES.

HERPÈS CIRCINÉ.

L'*herpès circiné* est une maladie parasitaire caractérisée par une ou plusieurs taches rouges, formant une légère saillie, surmontées de petites squames blanches très-fines et contenant un cryptogame identique avec celui qu'on rencontre dans l'herpès tonsurant et dans le sycosis.

Ces taches rouges augmentent d'une manière centrifuge tandis que les parties comprises dans le cercle morbide guérissent spontanément.

Les cercles de l'*herpès circiné* sont régulièrement arrondis ; rarement on voit cette maladie affecter une forme irrégulière.

Tantôt les squames apparaissent d'emblée à la surface du cercle rouge ; tantôt on voit se former des vésicules très-petites transparentes ou troublées par la présence de sérosité purulente, lesquelles se dessèchent très-vite et constituent par leurs débris des squames plus ou moins fines. La présence de ces vésicules avait été regardée par Willan et par ses élèves comme un fait constant, et, à cause de cette lésion élémentaire supposée, on avait placé l'herpès circiné dans la classe des maladies vésiculeuses, à côté de l'eczéma et du zona. Une observation attentive démontre que le plus souvent la maladie débute par une tache rouge bientôt suivie de desquamation épidermique, et que les vésicules ne sont qu'une complication attestant un degré plus avancé de l'inflammation cutanée.

La maladie qui nous occupe est purement locale ; elle s'accompagne, le plus souvent, d'une démangeaison assez forte.

Son siége habituel est à la figure, au cou ou sur le dos des mains. Elle existe souvent sur le même sujet en même temps qu'un herpès tonsurant à la tête ou qu'un sycosis à la barbe, et il n'est pas rare de voir la contagion transmettre le trichophyton d'un *herpès circiné* à un sujet sur lequel se développe un *herpès tonsurant* ou un *sycosis*.

Les altérations pathologiques qu'on rencontre dans l'*herpès circiné* tiennent à la présence d'un parasite, le *trichophyton*, qu'on peut reconnaître au microscope dans les squames ou sur les poils follets, sous la forme de tubes et de spores sphériques plus petites, en général, que celles qu'on trouve dans l'herpès tonsurant et dans le sycosis, quoique présentant les mêmes caractères fondamentaux.

La guérison de l'*herpès circiné* peut avoir lieu spontanément mais souvent aussi la maladie se prolonge indéfiniment par l'élargissement des cercles et par le développement de nouvelles plaques.

Toute la thérapeutique de cette maladie se borne à chercher la destruction du parasite végétal ; c'est ce que nous obtenons facilement en faisant des onctions avec la pommade suivante :

> Axonge.................... 30 grammes.
> Turbith minéral.......... 2   —

La pommade sulfo-alcaline dont nous allons donner la formule donne des résultats aussi rapides et aussi certains : elle renferme :

> Axonge.................... 30 grammes.
> Soufre.................... 2   —
> Sous-carbonate de potasse.... 0gr,50 à 1 gramm·

Je me sers encore volontiers de cette autre formule :

> Axonge.............. .. .. 30 grammes.
> Soufre.................... 2   —
> Camphre 1   —

Les frictions avec ces pommades doivent être continuées assez longtemps pour être assuré de la destruction totale du cryptogame ; sans cela, on voit habituellement la maladie se reproduire après une guérison apparente, aucun traitement interne n'est usité ; quelques bains simples ou alcalins doivent seulement être prescrits comme adjuvants des pommades parasiticides.

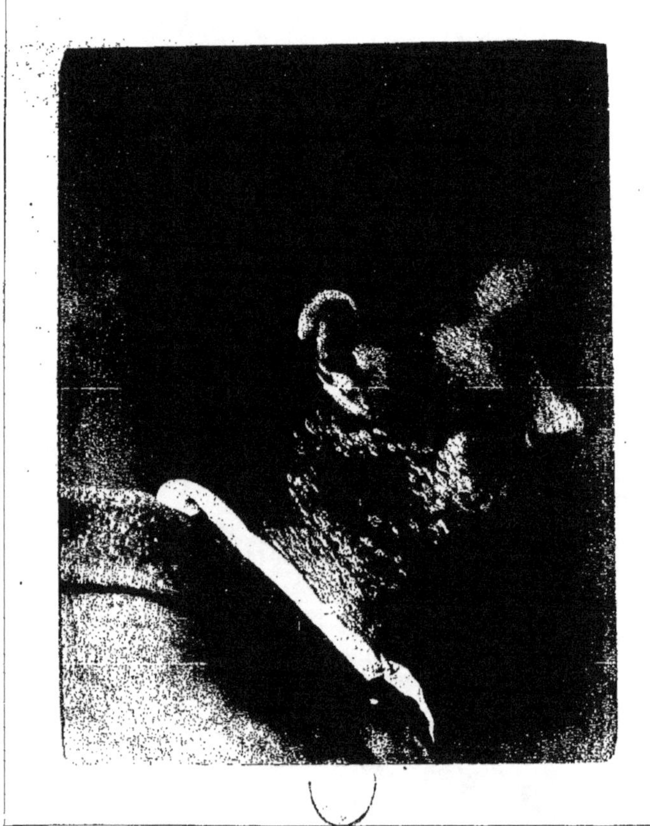

SYCOSIS.

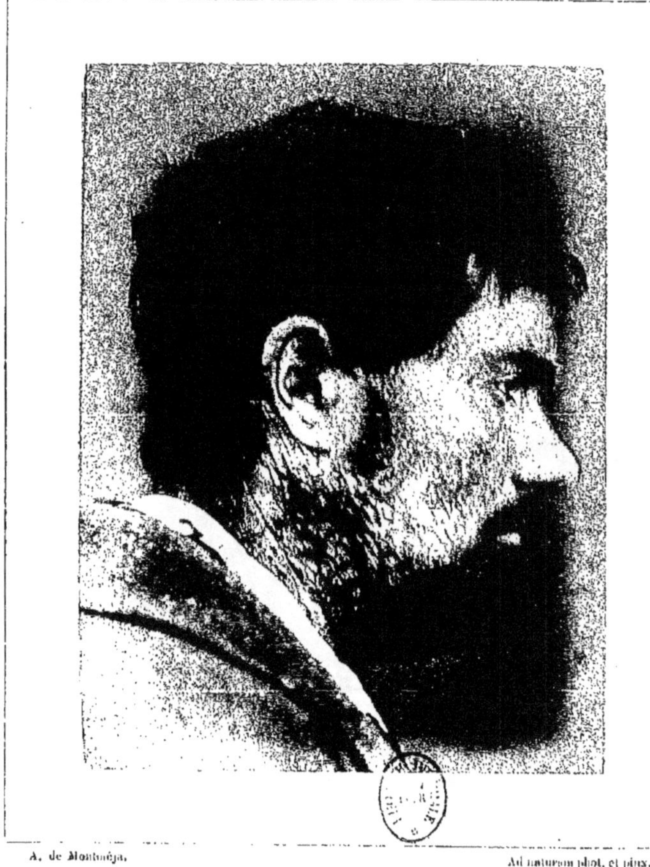

A. de Montméja.

Ad naturam phot. et pinx.

SYCOSIS.

MALADIES PARASITAIRES.

SYCOSIS.

La *mentagre* ou *sycosis* avait été décrite par les auteurs romains, mais avec des caractères de gravité que nous ne lui connaissons pas aujourd'hui. Willan et Bateman indiquèrent le sycosis comme une maladie tuberculeuse ; Biett en fit une affection pustuleuse. C'est à Gruby que l'on doit la découverte du cryptogame qui caractérise par sa présence le sycosis, parasite auquel il donne le nom de *Microsporon-mentagrophytes*.

Dans la partie micrographique de cet ouvrage, nous traiterons de l'identité des trois maladies qui reconnaissent pour cause la présence du *Trichophyton*, nom que le Suédois Malmsten a donné au cryptogame de l'*herpès tonsurant*, de l'*herpès circiné* et du *sycosis*. Nous n'avons qu'à l'indiquer ici.

Le *sycosis* se développe à la barbe et sur les parties recouvertes de poils. Au début il existe de la rougeur, une desquamation fine sous forme circinée ; le poil devient sec et cassant ; une poussière blanche forme une sorte de gaîne à la base des poils ainsi altérés. On ne tarde pas à voir se développer sur les points envahis une inflammation à la suite de laquelle surviennent des tubercules rouges et volumineux ou bien des pustules dont le contenu s'épanche, se concrète et offre un aspect analogue à celui de l'*impetigo granulata*.

A ces croûtes succèdent des ulcérations fongueuses et proéminentes ressemblant parfois à des plaques muqueuses. Les poils perdent leur adhérence à la peau et se détachent facilement à la moindre traction ; le tissu cellulaire sous-cutané participe à ces altérations par son gonflement et les ganglions sous-maxillaires s'engorgent et suppurent même quelquefois.

Le *sycosis* ne se complique pas nécessairement de tous les accidents que nous venons d'énumérer ; il peut ne présenter qu'un seul de ces caractères à la fois : la desquamation par exemple, suivie de l'altération des poils. Cette maladie succède souvent à un herpès circiné ou se développe conjointement avec lui.

SYCOSIS.

Le *sycosis* peut être confondu avec un *impétigo*, mais chez ce dernier les croûtes sont larges, sans gonflement sous-cutané ; les poils sont adhérents et le microscope ne révèle pas la présence du *Trichophyton*.

Le diagnostic d'avec certaines manifestations de la syphilis offrira dans certains cas plus de difficultés : il faudra recourir aux antécédents et surtout à l'examen micrographique.

Le sycosis se rencontre toujours chez l'homme; on l'a vu cependant, mais rarement, se développer aux parties génitales chez la femme. La malpropreté est une des conditions les plus favorables au développement de cette maladie. La contagion est sa seule cause efficiente. C'est après s'être fait raser avec un rasoir malpropre, après avoir été en contact avec des personnes atteintes de sycosis, d'herpès tonsurant ou d'herpès circiné, qu'on est atteint de cette affection.

Le traitement consiste à combattre les symptômes inflammatoires par des applications émollientes : cataplasmes, lotions émollientes, bains de vapeur ; par quelques dérivatifs sur le tube intestinal. — Ce traitement préparatoire doit être suivi de l'épilation et des lotions quotidiennes avec une solution de sublimé, qu'on remplace au bout de quelques jours par l'usage de la pommade suivante, qu'on continue pendant longtemps pour assurer la guérison :

Axongo	30	grammes.
Soufre	1	—
Camphre	1	—

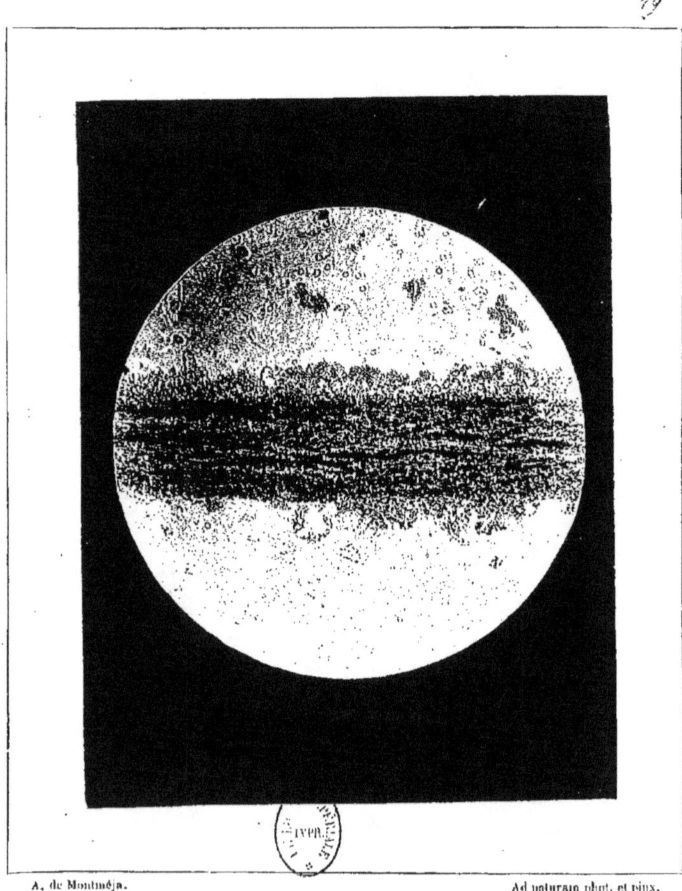

A. de Montméja.

Ad naturam phot. et pinx.

HERPÈS TONSURANT

MALADIES PARASITAIRES.

HERPÈS TONSURANT.

(Partie micrographique.)

L'*herpès tonsurant*, l'*herpès circiné* et le *sycosis*, sont trois maladies qui admettent comme cause la présence d'un même parasite végétal décrit par Gruby et appelé *Trichophyton* par le Suédois Malmsten.

La racine des cheveux offre une altération remarquable; elle est presque entièrement déformée; le cheveu lui-même est coudé ou cassé, et la cassure ressemble à un pinceau; les fibres sont disjointes et entremêlées de champignons.

Les éléments microscopiques du parasite sont : les *spores*, le *mycélium* et les *réceptacles* ou *sporophores*.

Les spores sont arrondies, régulières, rarement ovoïdes; leur diamètre varie de $0^{mm},004$ à $0^{mm},005$. Elles sont transparentes et contiennent vers le centre des granulations très-fixes.

Le mycélium est formé par des tubes assez rares, cylindriques, onduleux et ramifiés.

Les réceptacles sont des tubes aussi, mais ils renferment des granulations d'un volume variable ou bien des sporules qui s'alignent bout à bout et donnent au tube un aspect cloisonné.

Le trichophyton est de tous les parasites végétaux celui qui offre le plus grand nombre de spores. Les tubes s'y rencontrent en quantité beaucoup moins considérable.

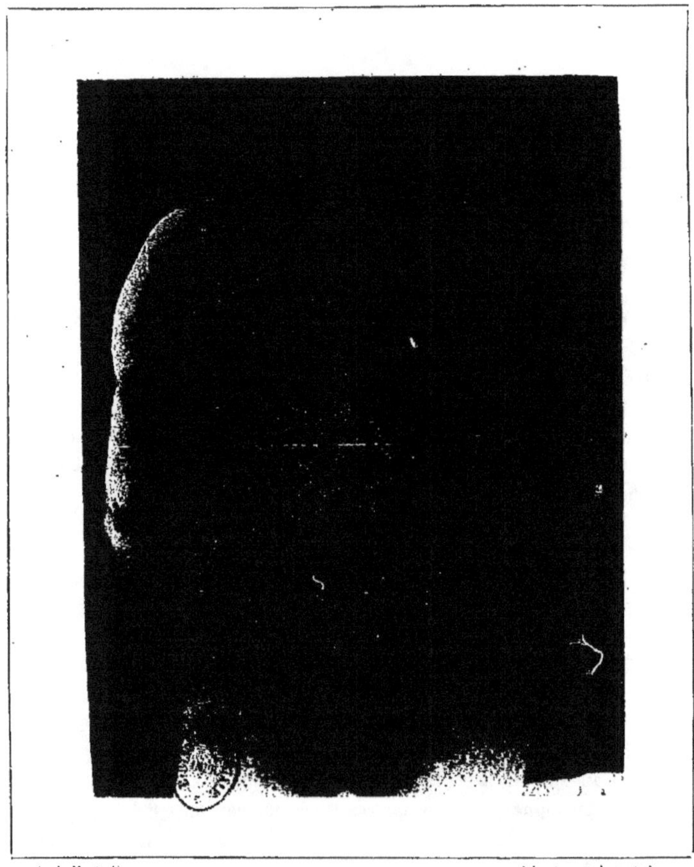

PITYRIASIS VERSICOLOR.

MALADIES PARASITAIRES.

PITYRIASIS VERSICOLOR.

Cette affection est une de celles que l'on fait rentrer d'ordinaire dans la catégorie des *crasses parasitaires :* elle est caractérisée anatomiquement par la présence d'un parasite végétal développé au milieu de squames épidermiques accumulées. L'étude analytique de ce cryptogame est renvoyée à la partie micrographique de cet ouvrage. Quant aux symptômes objectifs, le *Pityriasis versicolor* est constitué par des taches irrégulières plus ou moins généralisées et qui offrent une coloration brune ou café au lait. Ces taches font une légère saillie sur les téguments et sont recouvertes d'une faible desquamation que le frottement rend plus distincte.

Leur siége de prédilection est la partie antérieure et postérieure du tronc, sur le cou, sur les avant-bras. Ces taches sont quelquefois très-petites, elles peuvent présenter des dimensions considérables; une seule peut occuper le tronc tout entier. Leur disposition ne présente rien de régulier et on n'observe, dans cette disposition, aucune symétrie. Leur contour, lui-même, sinueux et sans régularité, ne tend pas à se rapprocher du type circiné qu'affectent, en général, les affections parasitaires.

La couleur jaunâtre des squames du *Pityriasis versicolor* tranchant avec la coloration normale de la peau restée saine, donne à la région atteinte un aspect marbré ou tigré très-remarquable qui sert à faire reconnaître la maladie.

On trouve une égale diversité de coloration chez les différents sujets ; une de ces formes a mérité la dénomination de *Pityriasis nigra* à cause de la coloration noirâtre des squames . Cette variété affecte de préférence les femmes enceintes.

Les symptômes généraux qui se rattachent à la présence des végétaux épidermophytes sont entièrement nuls : on observe seulement une démangeaison locale et peu intense. Comme les autres affections parasitaires, le *Pityriasis versicolor* a une grande tendance à envahir les parties environnantes ; les sujets qui en sont atteints voient généralement réapparaître les taches parasitaires, pendant une ou plusieurs années, vers le milieu du printemps, époque à laquelle cette affection semble être plus commune. Ces récidives sont peu incommodantes, en ce sens que le siége du mal est d'ordinaire recouvert par les vêtements et qu'il cède assez facilement au traitement le plus simple.

Nous ne pensons pas qu'il soit possible de commettre une erreur de diagnostic, en présence de l'affection qui nous occupe ; il nous suffira d'énumérer les maladies dont l'aspect se rapproche de celui du *Pityriasis versicolor* pour que toute méprise soit écartée.

Dans les *éphélides*, en effet, il n'y a ni desquamation, ni démangeaisons ; le *Pityriasis* qui appartient aux affections dartreuses donne des squames blanches chez lesquelles le microscope ne révèle l'existence d'aucun parasite. Enfin, dans les cas de *Vitiligo*, que caractérise une décoloration de la peau avec accumulation du pigment autour de la partie décolorée, il ne serait possible de soupçonner un instant l'existence d'un *Pityriasis versicolor* qu'en prenant la partie saine pour la partie malade.

Que dirons-nous de la transmission du *Pityriasis versicolor*? Sa nature nous permet de supposer une possibilité de contagion que les faits n'ont pas encore démontrée d'une manière positive. Loin de là, et j'ai observé pour ma part plusieurs cas d'individus cohabitant journellement avec d'autres personnes sans qu'il y ait eu transmission du *Pityriasis* des uns aux autres.

Le traitement se résume dans les préparations sulfureuses, sous formes de bains ou de pommades.

J'ai l'habitude de prescrire la pommade suivante, qui produit généralement tout l'effet désirable, dans l'espace d'un ou deux septénaires, en moyenne :

<pre>
          Axonge................ 30 grammes.
          Soufre sublimé..........   2   —
</pre>

Je prescris également, dans le même but et avec un égal succès, la pommade oxygénée ou nitrique ; les lotions et les bains de sublimé corrosif. Mais les bains sulfureux sont le moyen de traitement le plus usuel et ordinairement le plus efficace.

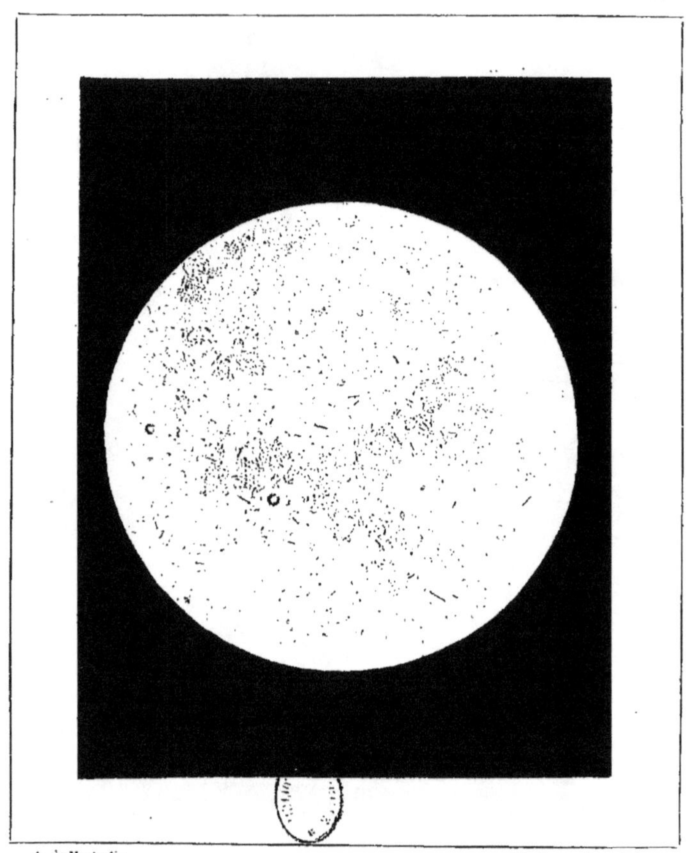

A. de Montméja.   Ad naturam phot. et pinx.

PITYRIASIS VERSICOLOR.

MALADIES PARASITAIRES.

PITYRIASIS VERSICOLOR.

(Partie micrographique.)

Le cryptogame du *pityriasis versicolor* est le *Microsporon furfur*.

Ce champignon offre deux éléments : des tubes allongés, sinueux, ramifiés et entrelacés, et des spores réunies en groupes, rarement disséminées. Le parasite a son siége au milieu des cellules épidermiques de la peau et sous l'épiderme lui-même.

Les tubes et les spores ont un diamètre plus considérable que ceux de la pelade.

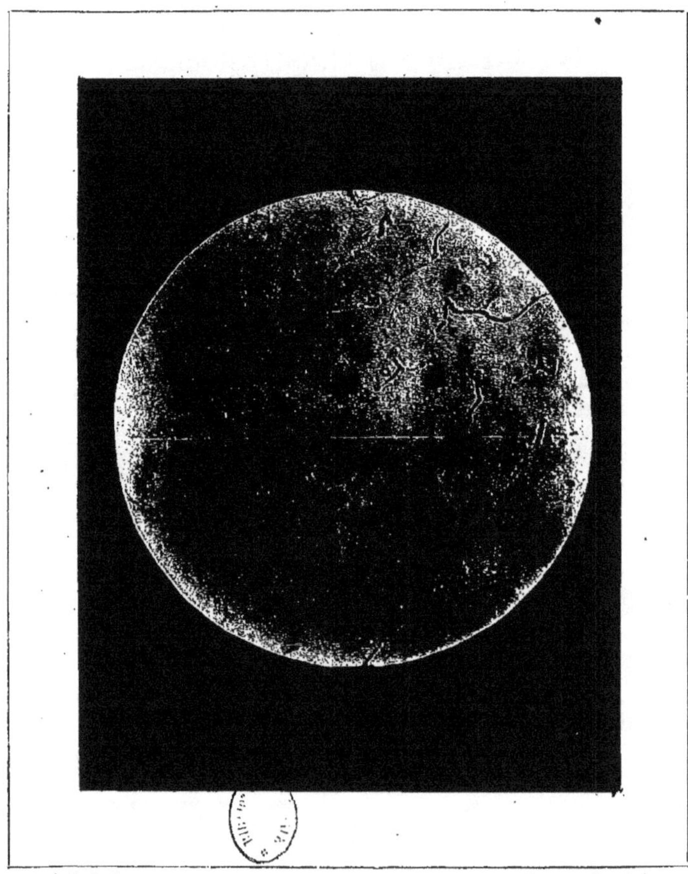

OIDIUM ALBICANS (Muguet).

MALADIES PARASITAIRES.

MUGUET.

(Partie micrographique.)

Le *muguet* attaque les muqueuses buccale, nasale et intestinale. Le parasite qui le caractérise est l'*Oidium albicans*. Ce végétal a pour éléments des tubes lâchement entrecroisés ou isolés, et offrant $0^{mm},004$ environ de diamètre ; des spores irrégulièrement groupées ou disséminées se joignent çà et là bout à bout pour former des sortes de tubes fragmentés. — Les tubes et les spores renferment un contenu granuleux.

Une condition favorable au développement du muguet paraît résider dans l'acidité des sucs organiques qui se trouvent en contact avec les membranes muqueuses.

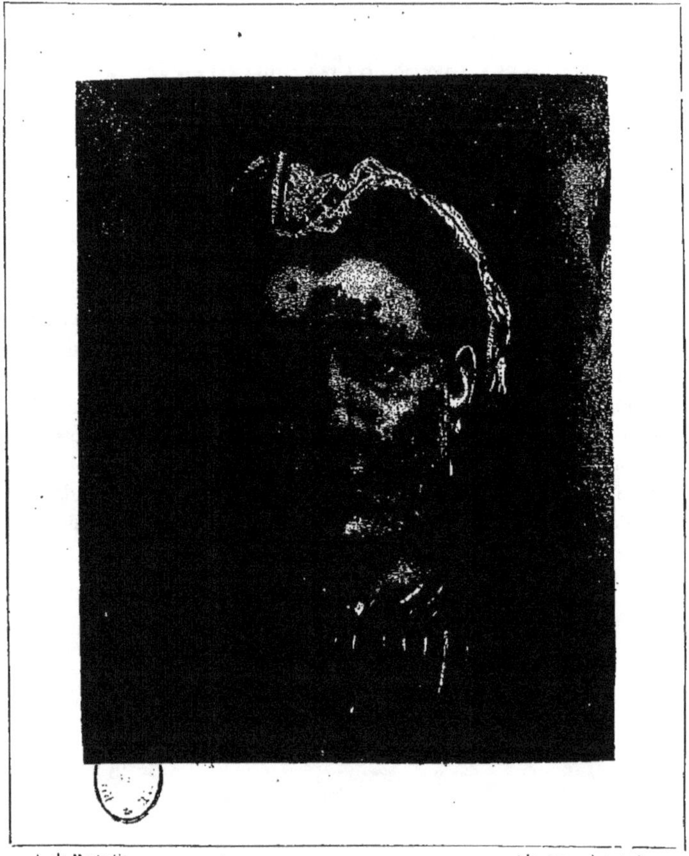

A. de Montméja.   Ad naturam phot. et pinx.

IMPETIGO.

AFFECTIONS DARTREUSES.

IMPÉTIGO.

Le mot ancien d'*impétigo*, appliqué vaguement à diverses éruptions chroniques, a été employé par Willan pour désigner une affection pustuleuse caractérisée par le développement de pustules petites, acuminées, ordinairement réunies et confondues ensemble. Cette maladie est désignée souvent, dans le monde, sous le nom de gourme ou dartre croûteuse : c'est la *melitagra flavescens* d'Alibert. Elle fait partie de l'ordre des pustules de Willan et de ses élèves ; pour Alibert et pour moi, elle est au nombre des maladies dartreuses ; de plus, je la considère comme n'étant qu'une forme, qu'une variété de l'eczéma, dont elle ne diffère que par des nuances peu importantes et avec lequel elle se confond presque toujours. Pour M. Bazin, l'impétigo est considéré comme étant le plus souvent sous la dépendance de la scrofule, et il en fait alors une scrofulide exsudative bénigne. L'impétigo débute par une tache rouge sur laquelle se développent très-promptement des pustules ; quelquefois même la tache rouge initiale manque et les pustules paraissent d'emblée. Ces pustules sont petites, régulières, acuminées, ordinairement pressées les unes à côté des autres et tendant à se confondre. Très-promptement, au bout d'un jour ou deux, elles se rompent, et leur ouverture donne lieu à l'exsudation d'un liquide semi-transparent, visqueux et très-plastique, qui se concrète de manière à former des croûtes dont l'épaisseur et l'étendue augmentent par la sécrétion continuelle du liquide. Ces croûtes caractéristiques de la maladie sont épaisses, inégales, assez molles, d'une couleur jaune ou verdâtre, ressemblant à la gomme de certains arbres ou à du miel, d'où le nom de mélitagre proposé par Alibert ; quelquefois la présence d'un peu de sang mêlé à la matière sécrétée colore les croûtes en brun ou même en noir. Ces croûtes sont assez adhérentes, mais si on les détache par des lotions ou des cataplasmes, on voit qu'au-dessous d'elles la peau présente une ulcération superficielle, de laquelle on voit suinter le liquide concrescible destiné à former de nouvelles croûtes qui ne tardent pas, en effet, à se former, si l'on ne s'y oppose pas par des applications humides incessantes. Puis, plus tard, les croûtes tombent, la solution de continuité n'existe plus, et à la place occupée par la croûte on voit une surface rouge donnant lieu, pendant quelque temps, à une desquamation épidermique lamelleuse. Peu à peu cette rougeur diminue, les squames sont de moins en moins prononcées, et la peau reprend son aspect normal sans aucune tache ni cicatrice. Ajoutons que très-souvent on rencontre simultanément et à des endroits voisins les lésions appartenant aux trois périodes, savoir : des pustules, des croûtes et la rougeur rayonnante de la dernière période.

Pendant l'éruption d'impétigo, les malades accusent de la chaleur et de la démangeaison ; au début, il existe souvent un peu de malaise général, un léger mouvement fébrile et de l'anorexie; mais une fois la maladie établie, la santé générale est ordinairement entière.

La marche de l'impétigo est, en général, assez rapide et procède par poussées successives pendant quelques semaines. Quelquefois il prend une marche chronique et dure des années. Il n'a pas de siége de prédilection bien marqué : on l'observe cependant, le plus souvent, dans le voisinage des ouvertures naturelles, à la face et surtout au cuir chevelu chez les enfants. La récidive en est habituelle, soit que la maladie reparaisse sous la forme d'impétigo, soit qu'elle se manifeste de nouveau avec l'apparence de l'eczéma, du pityriasis ou du lichen.

Le traitement de l'impétigo varie suivant les périodes de la maladie; au début et dans les premiers temps de la période exsudative, on doit s'adresser exclusivement aux émollients locaux et aux dérivatifs légers sur le canal intestinal : les lotions émollientes, les cataplasmes de fécule de pommes de terre, les bains de son ou d'amidon, une tisane amère et quelques purgatifs en rapport avec l'âge et la force de résistance du malade, tels sont les moyens que nous conseillons tout d'abord et à l'aide desquels nous modérons l'inflammation cutanée et nous faisons tomber les croûtes. Plus tard, tout en continuant les applications topiques émollientes, nous éloignons les purgations et nous employons une médication générale : l'impétigo se développant le plus souvent chez des sujets lymphatiques ; nous obtenons de bons effets de l'huile de foie de morue, des préparations de gentiane, de raifort, de l'iodure de fer, de l'arséniate de fer. A ce moment aussi, nous nous sommes bien trouvé de l'application de la teinture d'iode sur les parties malades, de l'emploi d'une pommade au calomel ou à l'onguent citrin (cold-cream, 30 grammes ; calomel, 25 centigrammes ou onguent citrin, 2 à 3 grammes), et pour terminer le traitement, lorsqu'il ne reste plus à la peau qu'une desquamation furfuracée, nous conseillons souvent avec avantage les bains sulfureux. Dans l'impétigo chronique se prolongeant pendant des mois et quelquefois des années, et lorsque surtout il s'agit de sujets scrofuleux, on peut obtenir la guérison à l'aide des eaux minérales sulfureuses prises en boissons, en bains et même en douches d'eau pulvérisée : on doit surtout compter sur les eaux de Baréges, de Bagnères, de Luchon, d'Aix-la-Chapelle et d'Uriage.

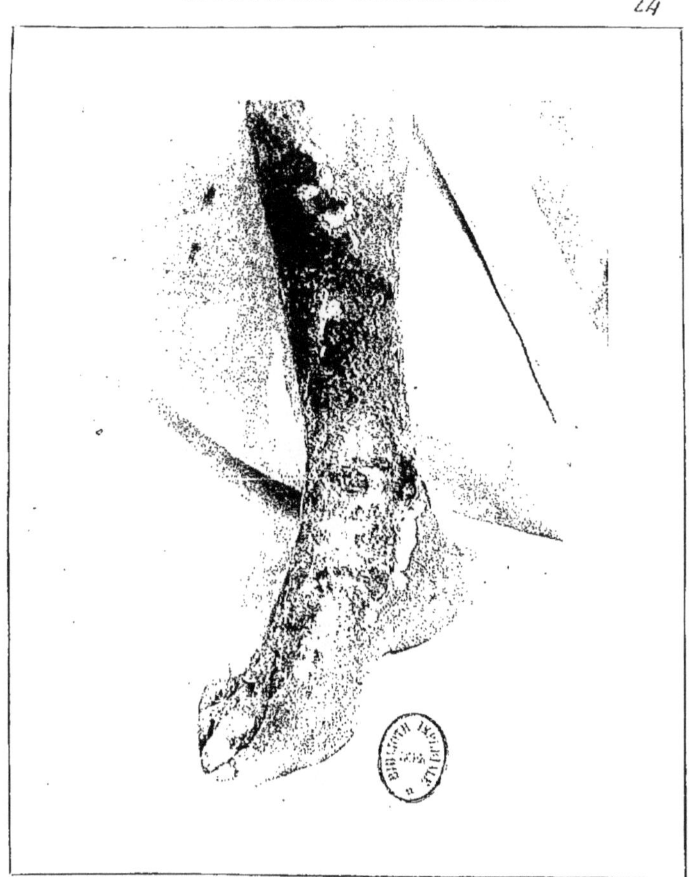

24

A. de Montmeja.

Ad naturam phot. et pinx.

ECZÉMA.

AFFECTIONS DARTREUSES.

ECZÉMA.

(Deuxième période.)

La première période de l'*eczéma* est caractérisée par l'éruption de vésicules petites, acuminées, confluentes, remplies d'un liquide séreux ou séropurulent : dans la seconde période, ces vésicules sont rompues et il existe une surface suintante, noire ou recouverte de croûtes ; dans la troisième enfin, il n'existera plus sur la partie malade qu'une desquamation épidermique plus ou moins persistante.

Les malades atteints d'eczéma viennent, le plus ordinairement, se soumettre au traitement que réclame leur état, tandis que cette maladie accomplit sa seconde période. A ce moment, la lésion élémentaire n'existe plus : il faut donc recourir à l'examen d'autres signes pour procéder au diagnostic de l'affection qui nous occupe. La rupture des vésicules primitives a donné lieu au développement de légères ulcérations superficielles, petites et disséminées si les vésicules étaient elles-mêmes discrètes, larges et irrégulièrement limitées si ces dernières étaient confluentes. On voit sourdre de ces surfaces ainsi dénudées un liquide citrin qui a pour propriété particulière d'être coagulable, d'empeser et de tacher le linge, et de se concréter pour former des croûtes jaunâtres qui ne tardent pas à se crevasser de mille gerçures à travers lesquelles sort un liquide identique avec le précédent et qui se concrète comme lui. Dans d'autres cas, au lieu de voir suinter de la sérosité, à la surface des ulcérations, on voit sourdre un liquide purulent, qui, mélangé à des plaques épidermiques, à du sang et à de la sérosité, donne lieu à la production de croûtes jaunâtres et noirâtres. Tandis que les croûtes dues à la présence de la sérosité formaient des plaques minces, friables et peu adhérentes, celles que forme le pus sont, au contraire, une sorte d'enduit malléable ou des croûtes plus ou moins épaisses, d'un jaune mellicolore, telles qu'on en voit dans l'impétigo, et parfois teintées en brun foncé par la présence du sang, comme dans l'eczéma chronique.

La différence que nous venons de signaler entre les deux variétés de croûtes qui se développent pendant la seconde période de l'eczéma découle de la forme sous laquelle a apparu la lésion élémentaire ; la sérosité des vésicules forme, par la rupture de l'épiderme, les croûtes minces et peu adhérentes dont nous parlions en premier lieu ; les pustules, au contraire, qui caractérisent le début de certaines formes d'eczéma, donnent lieu, quand elles se rompent, aux croûtes épaisses et melliformes dont l'impétigo peut être regardé comme le type caractéristique.

Les croûtes, de quelque forme et de quelque consistance qu'elles soient, se grossissent chaque jour de nouveaux produits concrétés et finissent par se détacher ; elles laissent alors à découvert une surface vive qui se couvre rapidement d'une nouvelle exsudation et de nouvelles croûtes semblables aux premières.

La même série de phénomènes va se répétant plusieurs fois de suite, jusqu'à ce que la chute des dernières croûtes laisse à découvert des téguments que l'inflammation a déjà abandonnés ; les exulcérations se dessèchent et la sécrétion disparaît ; mais il se fait alors une desquamation épidermique qui se prolonge souvent assez longtemps par une formation continue d'écailles de plus en plus minces. C'est là le fait de la troisième période de l'eczéma.

Notre figure représente un eczéma à la seconde période ; nous ne pouvons ici faire l'histoire trop longue de l'eczéma, nous avons seulement présenté les caractères principaux de cette seconde période ; nous ajouterons que, pendant tout le cours de la maladie, il existe habituellement de la chaleur, de la cuisson et surtout de la démangeaison dans la partie malade, sans trouble bien notable de la santé générale ; que cette affection est ordinairement de longue durée, qu'elle est sujette aux récidives et qu'elle réclame principalement pour traitement des antiphlogistiques locaux, des bains émollients, des purgatifs, puis plus tard des modificateurs généraux, et principalement le soufre, les alcalins, l'arsenic, les amers et les médications reconstituantes.

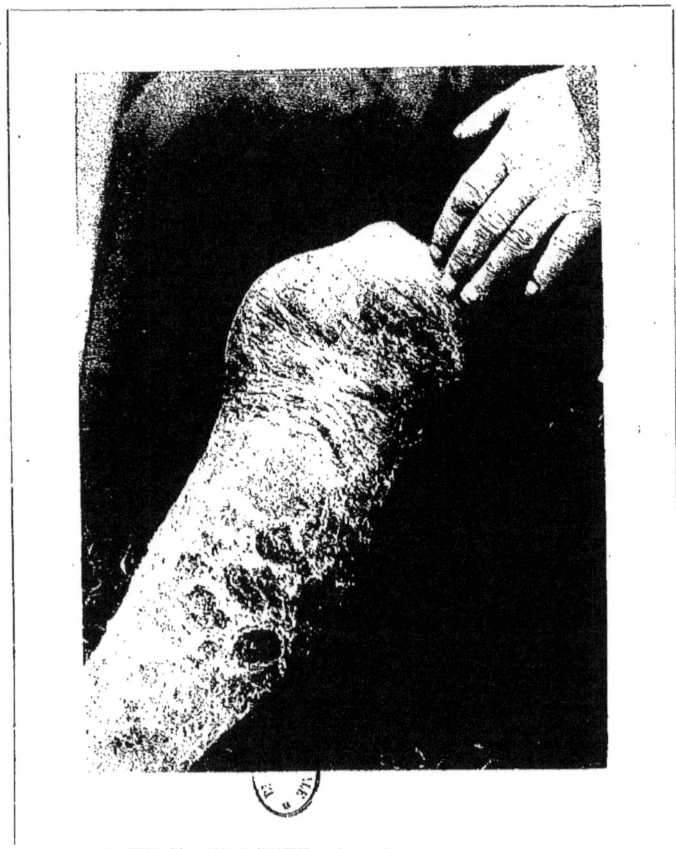

25

A. de Montméja.   Ad naturam phot. et pinx.

ECZÉMA.

AFFECTIONS DARTREUSES.

ECZÉMA.

(Troisième période.)

Nous avons déjà eu l'occasion de parler de l'eczéma, et principalement de ses deux premières périodes; nous nous occuperons principalement ici de la troisième période, caractérisée surtout par la sécheresse de la surface malade et par la production des squames.

La surface des téguments malades présente alors une coloration rouge vif; toute sécrétion de sérosité s'arrête, et la peau, luisante, semble recouverte d'un vernis brillant. Cet aspect est de courte durée, et l'on voit apparaître bientôt des squames fines, blanches ou légèrement jaunâtres, qui se froissent et tombent pour faire place à une nouvelle desquamation moins forte que la première; l'épiderme s'exfolie de la même manière, une troisième, une quatrième fois, et souvent plus encore; l'exfoliation devient de plus en plus fine et les squames prennent bientôt les caractères de simples pellicules : on est alors en présence d'un simple pityriasis qui peut être considéré comme la dernière phase d'évolution de l'eczéma.

Ces productions furfuracées dont nous venons de parler s'éliminent graduellement comme les squames qui les avaient précédées; elles finissent par ne plus se reproduire, et la guérison se confirme.

L'eczéma récidive fréquemment, tantôt sur place, tantôt sur des régions différentes.

Une fois disparu, l'eczéma ne laisse ordinairement sur la région malade aucune trace de son existence; la peau reprend son aspect tout à fait normal. Quelquefois cependant, il peut rester quelques altérations dans la texture de la peau : tantôt c'est un épaississement et une rudesse de la peau tels qu'on en rencontre dans le lichen; tantôt, au contraire, et c'est le cas le plus fréquent, la peau, dont la coloration est normale ou teintée en bistre ou violet, offre un reflet métallique très-brillant : ces derniers caractères se rencontrent surtout à la suite de l'eczéma des jambes.

L'eczéma chronique est sujet à une forme d'aggravation toute particulière pendant son cours et au moment où l'on espère la guérison : on peut voir se former subitement des crevasses nombreuses d'où s'écoule une sérosité qui se concrète et forme des croûtes, comme dans la seconde période. C'est là l'*eczéma fendillé*, dénomination qui sert à distinguer cette forme de l'eczéma dans lequel la peau ressemble à une vieille faïence.

Le traitement de la troisième période de l'eczéma comprend deux sortes de médications : les modificateurs généraux et les topiques.

Comme modificateurs généraux, on a recours aux reconstituants, si le sujet est lymphatique ou scrofuleux, et l'on fait appel aux médicaments altérants dans le cas contraire.

L'arsenic doit être placé en tête des moyens à employer pour combattre les manifestations dartreuses qui nous occupent. Nous l'administrons sous forme desolution et de la manière suivante :

> Arséniate de soude......... 10 centigrammes.
> Eau distillée............... 300 grammes.

dont on prendra une cuillerée à bouche dans les vingt-quatre heures. Lorsque ce médicament doit être prescrit pendant des mois ou des années entières, il est bon d'en suspendre l'emploi de temps à autre, pour éviter l'accumulation de ce métalloïde dans l'économie.

Le soufre vient après l'arsenic et s'adresse surtout à la forme pityriasique de la troisième période ; on l'emploie à l'intérieur sous forme de pastilles, d'eaux minérales, et, à l'extérieur, sous forme de bains généraux et de pommades :

> Fleur de soufre................. 1 gramme.
> Cold-cream.................... 30 —

Les moyens hygiéniques sont du meilleur effet, et l'on doit prohiber les excès de toute nature.

Les eaux minérales, enfin, complètent l'énumération des agents thérapeutiques les plus efficaces pour obtenir la guérison des eczémas chroniques : celles qui conviennent à cet état particulier de la dartre sont les eaux de Saint-Gervais en Savoie, de Royat. Chez les scrofuleux, les eaux plus minéralisées d'Aix-la-Chapelle, d'Uriage, de Baréges et de Bagnères-de-Luchon, peuvent être employées utilement.

Les eaux de Louesche ont la singulière propriété, administrées sous forme de bains prolongés, de provoquer une éruption vésiculeuse et pustuleuse : cette inflammation substitutive produit souvent les meilleurs résultats dans les eczémas anciens qui sont demeurés réfractaires à tous les moyens dont la thérapeutique peut disposer.

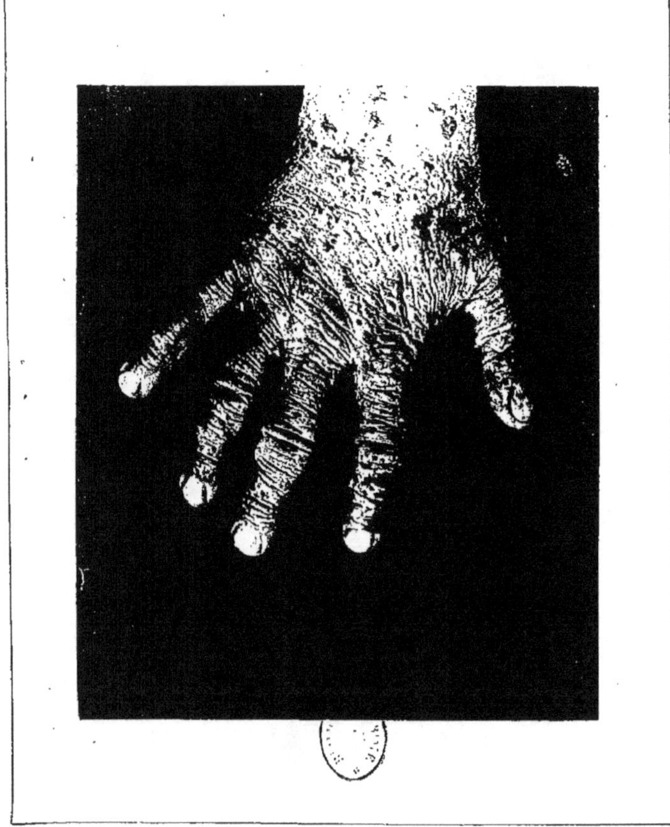

A. de Montméja.   Ad naturam phot. et pinx.

LICHEN.

26 bis

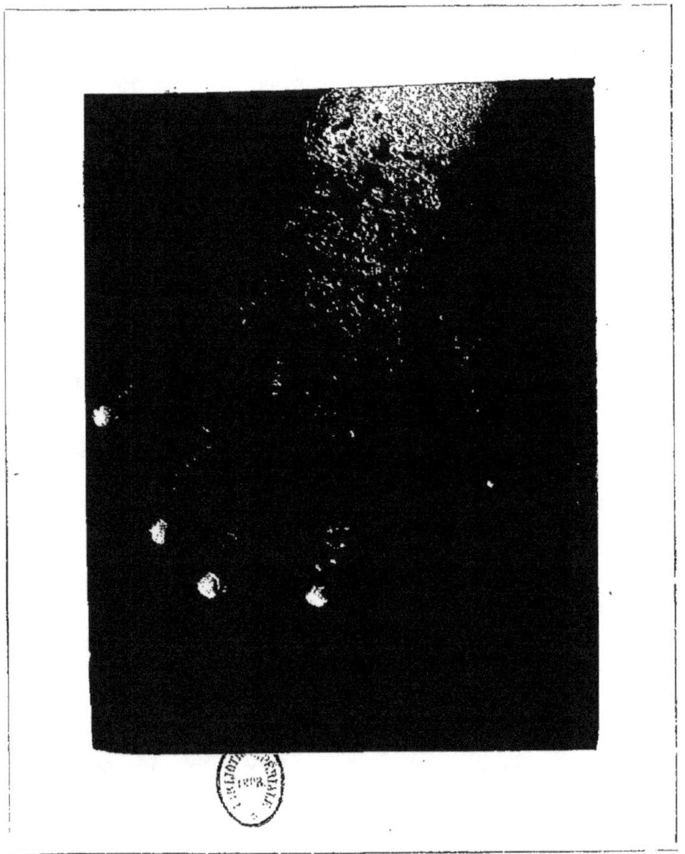

A. de Montméja.

Ad naturam phot. et pinx.

LICHEN.

AFFECTIONS DARTREUSES

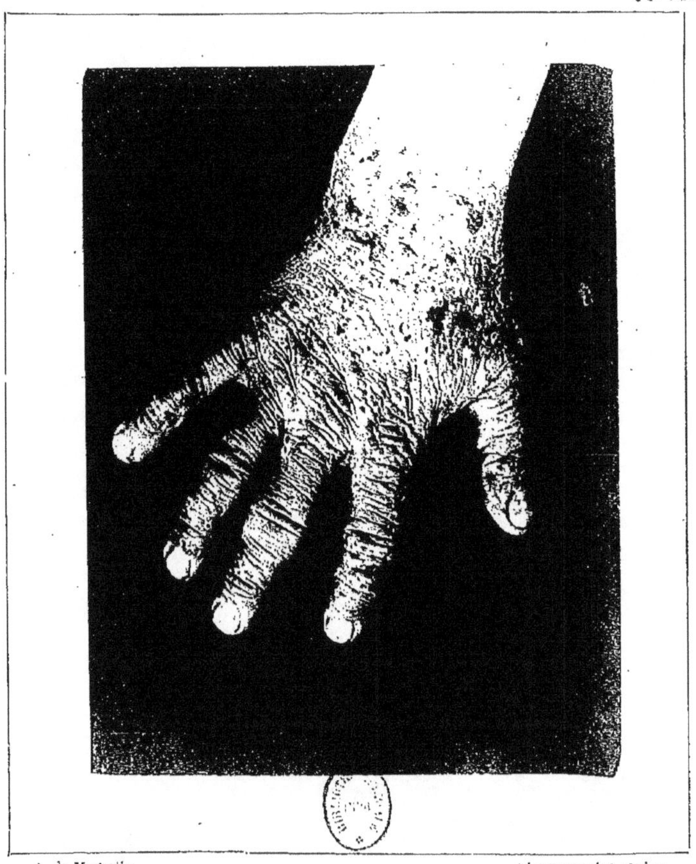

A. de Montméja.

Ad naturam phot. et pinx.

LICHEN.

MALADIES DARTREUSES.

LICHEN.

Le *lichen* est une éruption de nature dartreuse se rattachant au genre eczéma, dont elle forme, non plus une variété comme l'impétigo, mais une espèce
particulière, reliée toutefois au genre par des caractères si intimes qu'on ne
saurait l'en séparer, et qu'en thérapeutique, plus encore qu'en diagnostic, il
importe de les envisager simultanément.

Le *lichen* offre trois caractères spéciaux : la rudesse de la peau, l'augmentation de son épaisseur et l'exagération de ses rides.

A la période initiale, le *lichen* offre une quantité considérable de petites
papules agminées, pleines, mélangées intimement à un certain nombre de vésicules, voire même de vésico-pustules. Cet ensemble de papules et de vésico-
pustules sont les unes intactes, les autres recouvertes de croûtes jaunes ou
grises, sèches, qui tombent pour se renouveler et se détacher encore jusqu'à
ce qu'une dernière chute laisse à nu la peau avec la triple altération caractéristique que nous avons déjà signalée. Cet état de l'enveloppe cutanée, qui est
l'indice du lichen le plus légitime, survient encore à la suite de l'eczéma chronique le plus franc, de telle sorte que cette affection n'est souvent qu'un des
modes de terminaison de l'eczéma chronique.

Plus que toutes les autres formes de la dartre, le lichen entraîne un haut
degré de cuisson et de démangeaison.

Les éruptions lichénoïdes offrent des différences assez tranchées pour néces-
siter la formation de variétés ; nous les réduisons à quatre formes : le *lichen
simple*, le *lichen agrius*, le *lichen invétéré* et le *lichen hypertrophique*.

Le *lichen simple* est celui que nous avons choisi comme type de notre description ; aussi n'avons-nous rien à y ajouter.

Le *lichen agrius* est la forme qui offre le plus de rapport avec l'eczéma.
C'est un mélange de ces deux affections, un composé de papules, de vésicules
et de pustules, qui s'écorchent et s'encroûtent ; à sa terminaison on trouve l'induration chagrinée de la peau.

LICHEN.

Le nom seul du *lichen invétéré* suffit pour le définir ; il consiste dans la ténacité des altérations du tégument externe. La peau acquiert rapidement une
épaisseur énorme ; sa rudesse est comparable à celle de l'enveloppe cutanée de
certains pachydermes.

Le *lichen hypertrophique* est une affection rare, qui consiste en de véritables
végétations fongueuses exulcérées, en forme de choux-fleurs, de masse aplaties
végétantes, ou de tubercules mous pédiculés.

Il est encore de nombreuses variétés de lichen dont l'énumération ne peut
que surcharger inutilement la mémoire : le *lichen urticatus*, le *lichen tropicus*,
le *lichen lividus*, le *lichen pilaris*, le *lichen podicis*, etc., etc.

Le siége du *lichen* est pour nous le même que celui de l'eczéma ; nous le
plaçons dans plusieurs des éléments de l'enveloppe cutanée, et ces lésions multiples nous expliquent les divers phénomènes que nous offre cette affection.

L'étiologie et la thérapeutique sont les mêmes pour l'*eczéma* et pour le
lichen ; nous ne pouvons que renvoyer aux articles qui ont rapport à l'eczéma
pour nous dispenser d'une répétition inutile.

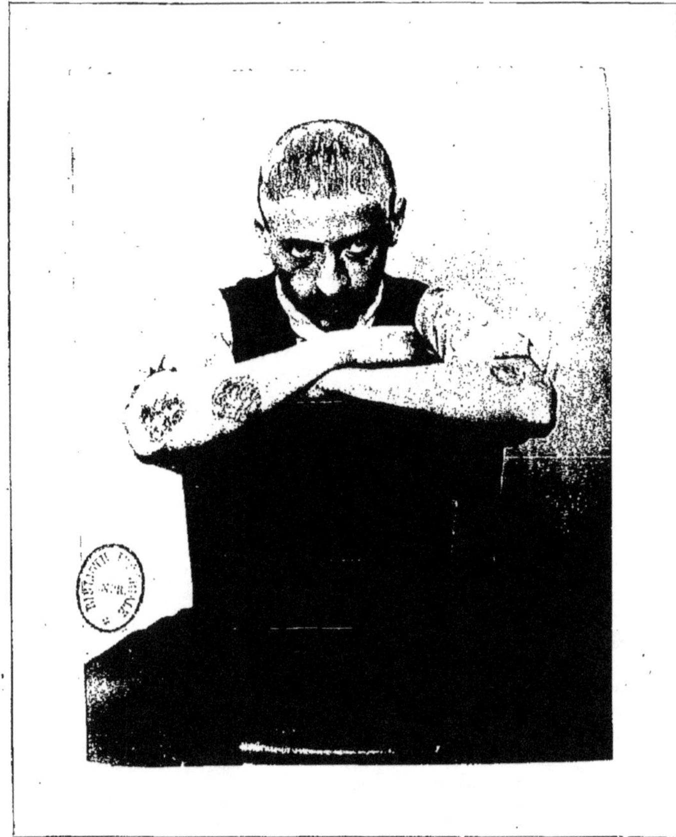

A. de Montméja.   Ad naturam phot. et pinx.

PSORIASIS.

AFFECTIONS DARTREUSES.

PSORIASIS.

Le psoriasis est une maladie de la peau caractérisée par des taches rouges, saillantes et recouvertes à leur surface de squames blanches, nombreuses, épaisses et superposées en plusieurs couches.

Alibert, dans sa classification, a fait figurer le psoriasis parmi les affections dartreuses, lui donnant le nom de *dartre lichénoïde*; la dénomination de *dartre sèche* lui est encore conservée parmi les gens du monde. Willan et son école n'ont vu dans le psoriasis qu'une altération de l'épiderme, et l'ont classé, d'après la nature de sa lésion élémentaire, parmi les affections squameuses. Biett embrassa la même doctrine et plaça le psoriasis à côté du pityriasis et de l'Ichthyose.

Nous fondant sur notre observation personnelle, nous n'hésitons pas à partager l'opinion professée par Alibert; la marche du psoriasis, l'aspect sous lequel il se présente, sa durée, ses récidives, sont pour nous autant de caractères de famille qui nous portent à reconnaître en lui une maladie dartreuse.

Cette affection se présente avec des caractères très-tranchés, qui ne font jamais défaut, et qui, par cela même, rendent son diagnostic facile. Ces caractères sont : l'épaississement de la peau, au niveau de la lésion, la présence de squames blanches et épaisses, la coloration rouge des parties qu'elles recouvrent plus ou moins complétement, de telle sorte que cette coloration dépasse légèrement le bord de la squame. Nous allons étudier séparément ces trois caractères du psoriasis.

1° L'*épaississement de la peau* est plus ou moins marqué suivant l'âge et le degré de la maladie; il augmente notablement la saillie des squames. Cet épaississement s'accompagne de raideur et de sécheresse; près des articulations et notamment à côté des petites articulations qui sont le siége de mouvements fréquents et étendus, la peau ainsi indurée se casse et il en résulte des fissures assez douloureuses.

2° Les *squames* sont d'un blanc nacré et offrent des reflets argentés : diverses causes artificielles peuvent modifier cette coloration et la rendre grisâtre ou jaunâtre. Ces squames sont imbriquées et superposées les unes aux autres; en grattant avec l'ongle, on les détache successivement sous forme de lamelles furfuracées. J'ai l'habitude de comparer les amas de squames psoriasiques à des taches de bougie répandues sur un vêtement; le grattage enlève sous forme de poussière les couches superficielles, tandis que les couches profondes restent adhérentes à l'étoffe sous forme de lame blanche et brillante. Lorsque les plaques de psoriasis sont très-considérables, elles représentent très-exactement les taches de plâtre que l'on peut voir sur les mains et sur les avant-bras des ouvriers maçons. Quand on gratte les squames du psoriasis, on remarque qu'elles adhèrent de plus en plus au fur et à mesure que l'on arrive à la peau ; si on enlève les dernières lamelles, on voit quelquefois s'échapper une petite quantité de sang.

3° Les *taches* rouges dont nous avons parlé se trouvent immédiatement au-dessous des squames ; elles sont d'un rouge vif ou brun qui affecte de grandes analogies de teinte avec certaines éruptions syphilitiques. Quand le psoriasis est en voie de progrès, les taches s'élargissent par une auréole cuivrée qui semble préparer l'apparition des squames. Il n'est pas ordinairement accompagné d'altération dans la santé générale ; à la longue, cependant, l'exfoliation continuelle de l'épiderme réagit sur l'économie de la même manière que l'exagération de toutes les sécrétions, en amenant de la maigreur et de la faiblesse ; mais ces conséquences fâcheuses ne surviennent que chez les vieillards déjà épuisés par l'âge.

Le psoriasis donne lieu à des démangeaisons dont l'intensité est très-variable ; dans les éruptions récentes, ce symptôme peut manquer.

L'affection qui nous occupe présente des variétés suivant la forme sous laquelle elle se produit : ces variétés sont : le *Psoriasis punctata*, dans lequel les squames ont le volume d'un grain de millet ; le *P. guttata*, dans lequel les plaques ressemblent à des gouttes de plâtre ou de bougie ; le *P. nummularia* offre des plaques arrondies d'une étendue plus grande, celle d'une pièce de cinq francs, par exemple ; si les plaques gagnent une partie plus ou moins grande des téguments, le psoriasis prend le nom de *diffusa;* quelquefois la disposition des squames affecte une direction linéaire et l'on désigne cette variété par le nom de *gyrata*. Nous rangeons encore parmi les variétés du psoriasis, sous le nom de *P. circiné*, la lèpre vulgaire, considérée à tort par Biett et par ses élèves comme une maladie distincte. Cette variété est caractérisée par des cercles squameux plus ou moins étendus, plus ou moins réguliers, dans lesquels le centre est sain.

Le psoriasis affecte toujours une marche chronique ; il se perpétue pendant des mois et des années ; les malades qui en sont atteints sont exposés à des rechutes et à des récidives séparées par des intervalles variant depuis deux ou trois mois jusqu'à cinq, huit ou dix ans.

Nous réservons pour un chapitre, et à l'occasion d'une autre planche spéciale, l'étude du siége du psoriasis comme aussi celle de son diagnostic et des moyens de traitement à l'aide desquels on peut espérer le faire disparaître au moins momentanément.

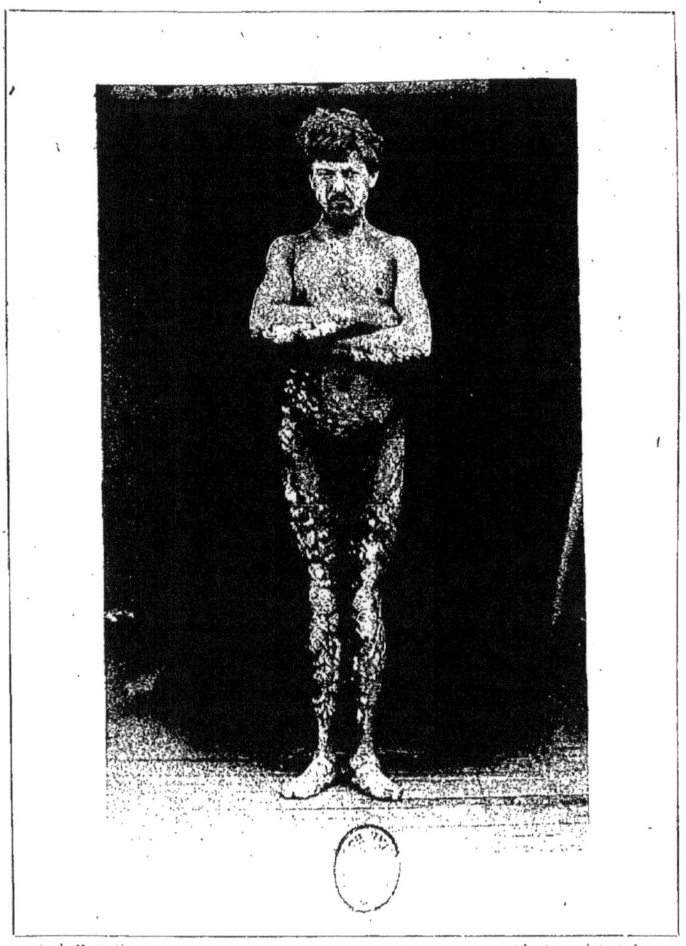

A. de Montméja.   Ad naturam phot. et pinx.

SIÈGE DU PSORIASIS.

AFFECTIONS DARTREUSES.

PSORIASIS.

(Suite.)

Variétés suivant le siége. — Le psoriasis se développe sur toutes les régions du tégument externe, mais il affecte une préférence marquée pour la face externe des membres et il se montre spécialement aux coudes et au-dessous des genoux ; souvent il ne se montre que là ; dans les cas récents, et lorsqu'on trouve des plaques disséminées sur toute la peau, c'est encore aux coudes et aux genoux qu'on trouve l'éruption plus développée.

Relativement au siége principal qu'occupent les squames, on a donné des noms particuliers au psoriasis, dénominations que nous rappellerons ici en prévenant qu'on ne doit pas attacher une grande importance à ces différences de siége, la maladie étant la même partout et réclamant partout les mêmes moyens thérapeutiques.

Les variétés principales relativement au lieu occupé par l'éruption sont : le psoriasis de la tête, celui de la face, du prépuce, de la paume des mains et de la plante des pieds, le psoriasis des ongles et le psoriasis généralisé.

Psoriasis du cuir chevelu (P. capitis). — Comme on peut en juger par les deux exemples de notre Atlas, le psoriasis de la tête existe rarement seul et se trouve presque toujours accompagné de quelques plaques principalement apparentes aux lieux d'élection. Dans cette variété, les squames cachées par les cheveux sont brillantes, argentées, épaisses ; quelquefois elles s'arrêtent brusquement à la limite du cuir chevelu, plus souvent elles le débordent un peu en formant un bourrelet blanchâtre en manière de couronne. Par le fait de cette éruption les cheveux deviennent plus rares, mais le follicule pileux n'étant pas détruit, ils peuvent repousser lorsque l'éruption disparaît.

3

PSORIASIS.

Psoriasis de la face. — Le psoriasis se développe assez rarement à la face, c'est la région sur laquelle on le voit se développer le moins souvent et lorsqu'il y existe, il se manifeste sous la forme de plaques peu saillantes et peu étendues. On a décrit sous le nom de psoriasis des paupières une affection dans laquelle la maladie siégeant aux paupières, rend ces replis cutanés durs, peu mobiles et détermine des larmoiements, quelquefois même un renversement des paupières en dehors. On a décrit aussi, sous le nom de psoriasis des lèvres, une affection squameuse des lèvres qui se rapporte plus souvent à un eczéma sec à la troisième période, qu'à un véritable psoriasis.

Psoriasis préputial (*P. præputialis*). — Cette variété de psoriasis existe tantôt seule, tantôt elle accompagne l'éruption dans d'autres régions. Dans tous les cas, les squames sont habituellement peu épaisses, mais la peau peu extensible se trouve fendue par le fait des érections, et il en résulte des gerçures très-douloureuses. La durée de cette variété est toujours longue ; je l'ai vue quelquefois rebelle à tous les traitements.

Psoriasis des pieds et des mains (*P. plantaria et palmaria*). — Dans ces régions le psoriasis est remarquable par ses squames épaisses, mais peu imbriquées, et surtout par les gerçures et les fissures qui sont le résultat des mouvements des différentes parties constituantes des pieds et des mains. Toutefois on doit savoir que les affections squameuses, qui surviennent à la paume des mains et à la plante des pieds, sont souvent des éruptions syphilitiques. Lorsque la maladie est de nature dartreuse, les squames s'étendent au dos des mains et des pieds et se rencontrent dans d'autres régions, principalement aux coudes et aux genoux.

Psoriasis des ongles (*P. unguium*). — Le psoriasis peut attaquer les ongles; quelquefois même la maladie n'existe que sur cette partie limitée de l'enveloppe cutanée. Les ongles sont épais, inégaux, rugueux, ils se cassent facilement et des squames épaisses existent même à leur face interne entre la partie unguéale et la peau. Cette maladie très-longue et très-tenace constitue souvent une sorte de difformité très-désagréable.

Psoriasis généralisés. — Le psoriasis peut couvrir la totalité de la peau ; les squames sont ordinairement alors peu épaisses, mais la rougeur de la peau sous-jacente est très-prononcée. Cette variété est très-persistante au traitement.

Le *diagnostic* du psoriasis est, en général, facile. Quel que soit son siége, cette maladie est suffisamment caractérisée par les rougeurs brunes de la peau et surtout par la présence de squames sèches, argentées, épaisses et adhérentes. L'eczéma arrivé à sa troisième période pourrait quelquefois être pris pour un psoriasis, mais les squames de l'eczéma sont plus fines, plus lamelleuses, moins imbriquées, et si malgré ces caractères on conservait quelques doutes, on devrait demander au malade si, dans le début, la partie affectée n'a pas présenté un suintement plus ou moins abondant, qui se rencontre habituellement au début de l'eczéma.

Le lichen circonscrit ressemble également assez au psoriasis, mais dans cette maladie la lésion se caractérise principalement par l'augmentation d'épaisseur de la peau, par sa rudesse et par l'exagération de ses rides. Il y a moins de squames que dans le psoriasis et la rougeur de la peau est bien moins vive. Dans les cas douteux, le siége de l'éruption pourra servir au diagnostic.

Mais la maladie qui ressemble le plus au psoriasis est certainement la syphilide squameuse : dans les deux affections la coloration sous-squameuse est la même et il y a également des squames blanches ; mais dans la syphilis les squames sont moins épaisses, les plaques sont moins étendues, le siége de l'éruption est différent, et s'il s'agit de la syphilis, le diagnostic est aidé par les circonstances commémoratives et surtout par les phénomènes concomitants.

Nous nous arrêterons peu sur l'étiologie du psoriasis. Cette maladie se développe à tous les âges, elle atteint toutes les constitutions, tous les tempéraments. L'hérédité joue un grand rôle dans la production, cependant cette cause est moins évidente pour le psoriasis que pour l'eczéma.

Quant aux causes occasionnelles qui peuvent favoriser le développement premier de la maladie, ou amènent les récidives, nous signalerons surtout les excès alcooliques, les veilles et les émotions morales. Le changement de saison provoque souvent des récidives.

Traitement. — Les moyens de traitement employés pour combattre le psoriasis sont d'autant plus efficaces que la maladie est moins ancienne. On doit savoir, d'ailleurs, que ces moyens peuvent faire disparaître la maladie momentanément, mais que la cure radicale du psoriasis est tout à fait exceptionnelle.

Les bains émollients, les pommades au goudron, à l'huile de cade (axonge, 30 grammes, goudron ou huile de cade, de 5 à 15 grammes), les pommades mercurielles au proto-iodure ou au nitrate de mercure (axonge, 30 grammes, proto-iodure ou nitrate de mercure, de 1 gramme à 4), constituent les meilleurs moyens topiques. Quant aux médicaments internes, on doit placer en première ligne les préparations arsénicales.

La liqueur de Fowler à la dose de 4 à 20 gouttes, la liqueur de Pearson à la dose de 50 centigrammes à deux grammes par jour, l'acide arsénieux à la dose de 2 à 5 milligrammes, l'arséniate de soude à la dose de 5 à 10 milligrammes, l'arséniate de fer à la dose de 2 à 10 centigrammes, peuvent être employés presque indifféremment. On a conseillé encore la teinture de cantharides, l'oxyde blanc d'antimoine, le tartre stibié, mais ces moyens comptent peu de succès.

J'ai employé quelquefois avec avantage le baume de copahu à la dose de 2 à 4 grammes par jour. Le traitement hygiénique ne doit pas être négligé ; on doit proscrire les boissons alcooliques, les salaisons, le poisson, les coquillages. Les veilles, le travail assidu, doivent également être évités.

Nous ne parlerons pas des eaux minérales ; aucune n'a d'efficacité réelle contre le psoriasis.

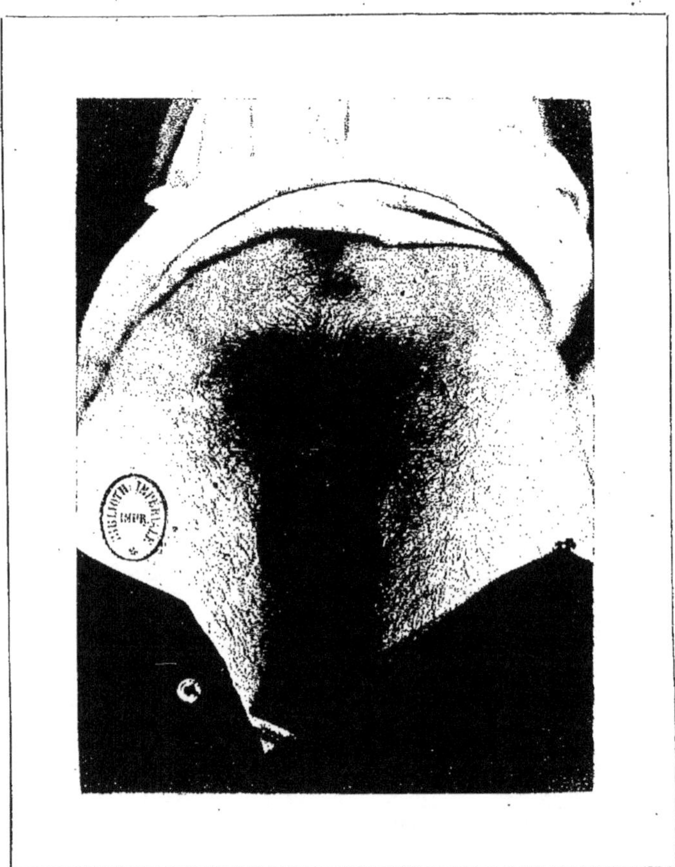

CHANCRE INDURÉ.

SYPHILIS.

CHANCRE INDURÉ.

Le chancre induré apparaît après une incubation généralement assez longue, de deux à quatre septénaires, après le contact infectant. Il débute, soit par une petite fissure qui s'agrandit, soit plus régulièrement par une saillie papuleuse qui s'ulcère presque immédiatement ; l'ulcération est petite, arrondie ou allongée, à fond rouge et à bords taillés à l'emporte-pièce.

L'induration ne survient pas d'emblée et n'apparaît qu'au bout de quelques jours ; on sent alors que la base de l'ulcération devient dure et donne au toucher la sensation d'un tubercule de la peau parfaitement circonscrit ou d'une plaque cartilagineuse ; la douleur est nulle.

Le chancre induré est ordinairement unique, ne se prête pas à l'auto-inoculation et se laisse rarement envahir par le phagédénisme.

Le chancre induré ne s'accompagne pas de réaction inflammatoire ; il ne produit ni chaleur circonvoisine, ni douleur locale, et sa guérison s'effectue spontanément dans une période de temps variable qui varie depuis huit jours jusqu'à deux ou trois mois.

Les ganglions qui avoisinent le siége d'un chancre induré s'engorgent au bout d'un certain temps, et cet engorgement, qui n'a pas de tendance à la suppuration qui demeure indolente, se termine par résolution.

Le diagnostic d'un chancre induré d'avec un chancre mou présente quelquefois des difficultés, ce qui s'explique d'autant mieux que parfois l'induration ne se produit qu'après un laps de temps assez considérable.

L'auto-inoculation peut généralement éclairer le diagnostic d'une manière assez positive, mais les inconvénients sérieux qu'elle entraîne, dans beaucoup de cas, doivent toujours faire hésiter le médecin qui veut y avoir recours ; et il faut chercher, dans la pratique habituelle, à se passer de ce moyen de diagnostic. Pour arriver à reconnaître le chancre infectant, on se rappellera qu'il survient après une période d'incubation assez longue, de une à cinq semaines, qu'il débute par un tubercule ou une papule ou une fissure, qu'il est arrondi, à bords bien arrêtés, qu'il est unique, ou du moins que les ulcérations sont au nombre de deux ou trois au plus, que sa base devient indurée, qu'il suppure peu, qu'il n'a que peu de tendance à s'agrandir, qu'il ne s'accompagne que de peu de douleurs, que les ganglions voisins deviennent assez promptement engorgés, sans tendance bien marquée à l'inflammation et à la suppuration. Tandis que les chancres mous surviennent peu de jours après le contact infectant, ils débutent par une pustule qui se rompt promptement et qui donne naissance à une ulcération inégale, envahissante, douloureuse, fournissant une suppuration assez abondante et susceptible de s'inoculer sur le malade, ce qui explique le nombre assez grand des ulcérations qu'on rencontre habituellement. La base, le pourtour du chancre simple, sont mous, non indurés ; les ganglions voisins s'enflamment, sont douloureux et ont de la tendance à suppurer, à s'ouvrir et à fournir une suppuration susceptible de s'inoculer au malade.

Le chancre induré est toujours suivi de phénomènes consécutifs de syphilis constitutionnelle. Le chancre mou reste habituellement un accident local ; nous n'oserions pas affirmer cependant que des chancres mous ne puissent pas servir de point de départ à la syphilis ; des exemples bien positifs nous ont démontré plusieurs fois, chez les femmes principalement, que les accidents syphiliques peuvent suivre des chancres ayant les caractères des chancres mous. Peut-être il y avait-il eu erreur de diagnostic ? cela peut être, mais cela démontre aussi l'impossibilité d'affirmer que des accidents consécutifs ne surviendront pas après un chancre ayant toutes les apparences du chancre mou.

Les plaques muqueuses appartiennent à la forme végétante de la syphilis ; on les désigne encore par les noms de *pustules plates*, de *tubercules muqueux*, de *syphilide papuleuse humide*.

La transformation d'un chancre induré en plaque muqueuse, phénomène qui se produit très-souvent chez la femme, a fait considérer à tort par quelques auteurs la plaque muqueuse comme un accident primitif : cette erreur est le résultat d'une observation incomplète. Les plaques muqueuses sont toujours un symptôme secondaire de la syphilis, symptôme quelquefois très-précoce, d'autres fois assez tardif. Elles récidivent fréquemment, soit près de l'endroit où a eu lieu le chancre, soit dans des régions éloignées.

Le développement des *plaques muqueuses* se fait de deux manières différentes : elles succèdent à un chancre qui se transforme *in situ*, ou bien elles apparaissent, et c'est le cas le plus ordinaire, sur une surface saine auparavant, et coïncident avec d'autres manifestations cutanées de la syphilis.

L'auréole du chancre qui se transforme en plaque muqueuse devient plus saillante, plus violacée, la cicatrisation des parties centrales se fait, et l'ensemble de la lésion ne tarde pas à former une saillie molle et humide qui n'est autre chose que la plaque muqueuse.

SYPHILIDES

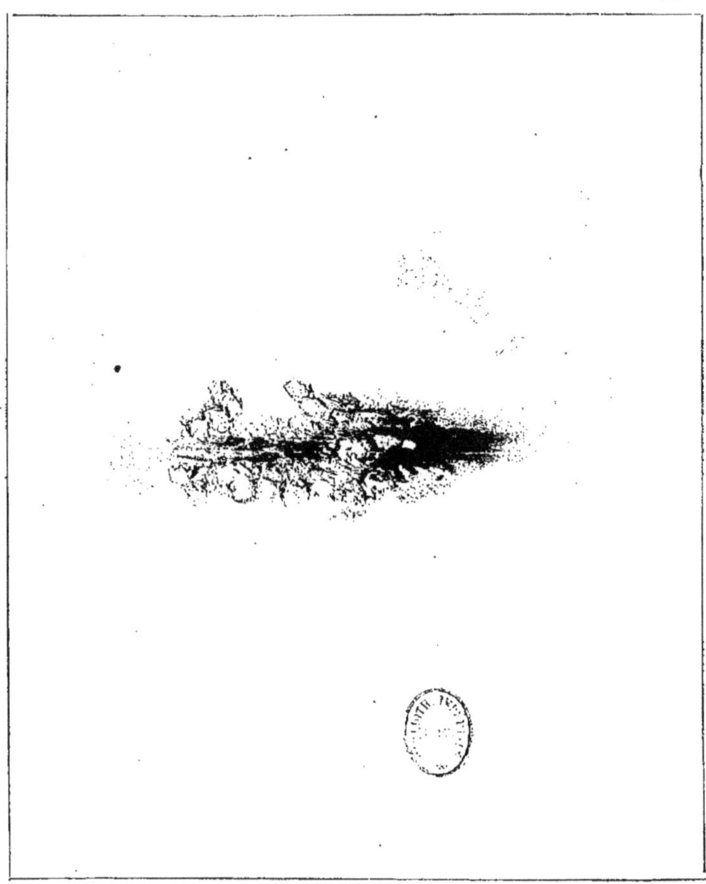

A. de Montméja.   Ad naturam phot. et pinx.

PLAQUES MUQUEUSES.

SYPHILIDES.

PLAQUES MUQUEUSES.

La *plaque muqueuse*, quelle que soit son origine, est caractérisée par une saillie, le plus souvent arrondie, et d'une consistance assez molle ; sa surface humide offre la coloration et l'aspect d'une surface muqueuse normale ; cette surface est recouverte d'une pellicule légère ou bien présente une petite ulcération granuleuse. Les bords sont quelquefois saillants ; quelquefois aussi on les voit se confondre insensiblement avec les téguments voisins.

Un liquide plastique et d'une fétidité spéciale suinte de la surface des plaques muqueuses et peut donner lieu à la formation de légères croûtes jaunâtres. Aux parties génitales, il existe ordinairement un prurit très-prononcé.

Les *plaques muqueuses* se montrent de préférence sur les femmes, chez les enfants et chez les sujets malpropres ; les régions qu'elles occupent avec prédilection sont la vulve, l'anus, le scrotum, la verge, les lèvres, les amygdales ; on peut également les rencontrer à l'ombilic, aux aisselles et aux orteils, parfois où il existe un adossement et un frottement de la peau contre la peau. Elles peuvent se développer également sur des parties complétement libres et découvertes, mais ce fait est beaucoup plus rare.

Les *plaques muqueuses* guérissent spontanément et à la longue ; sous l'influence d'un traitement convenable local et général, elles disparaissent rapidement, à moins qu'elles ne soient profondément ulcérées ; dans ce cas seulement elles peuvent donner lieu à des cicatrices.

La guérison s'annonce par l'affaissement des saillies qui se sèchent et se recouvrent d'une pellicule plus forte ; le prurit diminue avec l'exfoliation et une tache violacée termine l'évolution de la syphilide pour disparaître à son tour sans laisser de traces.

Le traitement des plaques muqueuses est celui de la seconde période de la syphilis ; il comporte d'abord l'usage des préparations mercurielles, puis des cautérisations fréquentes avec le nitrate d'argent et même avec le nitrate acide de mercure. L'absence d'irritations des régions malades est indispensable ; les soins de propreté doivent être minutieux et, sous peine d'attendre très-longtemps leur guérison, les hommes atteints de plaques muqueuses à la gorge ou dans la cavité buccale doivent s'abstenir, pendant assez longtemps, de l'usage du tabac.

Le siége, l'aspect et l'odeur spéciale des plaques muqueuses sont des caractères suffisants pour écarter toute cause d'erreur dans leur diagnostic.

L'*herpes præputialis* n'a de commun avec les plaques muqueuses que le siége; l'ulcération, dans ce dernier, survient à la suite d'une ou plusieurs vésicules disposées en groupes et ne présentant pas le bord élevé et mollasse de la plaque muqueuse.

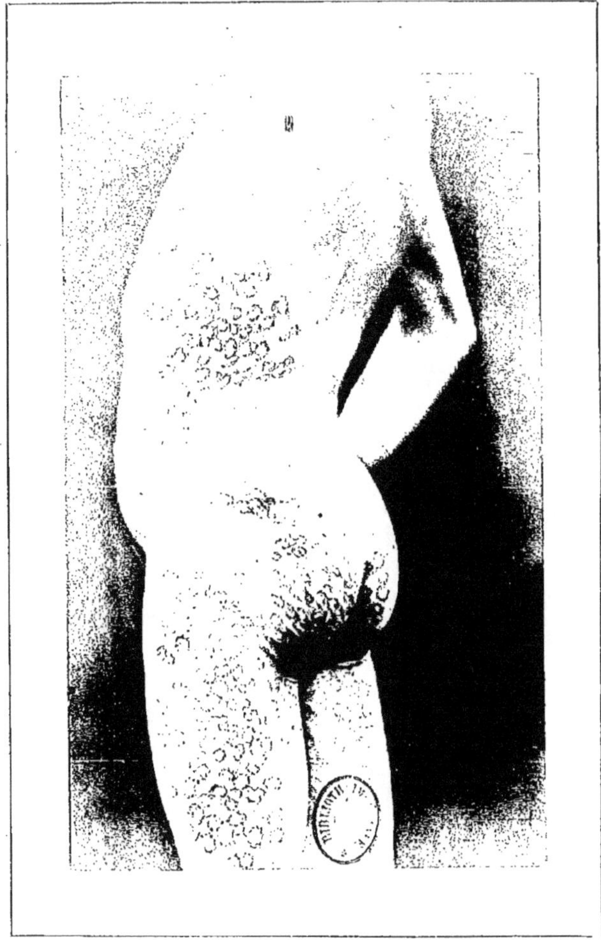

ROSÉOLE ANNULAIRE.

SYPHILIDES.

ROSÉOLE ANNULAIRE.

La *roséole annulaire* ou orbiculaire est une variété de la syphilide exanthématique ou roséole : elle est caractérisée par des cercles d'un rose un peu jaune, d'un diamètre variant entre 1 et 3 centimètres, circonscrivant régulièrement un espace dont le centre est complétement sain. Ces cercles, d'une nuance plus ou moins foncée, sont peu ou point saillants au-dessus du niveau de la peau; ils ne s'accompagnent ni de squames, ni de croûtes, ni d'aucune sécrétion ; une fois formés, ils gardent ordinairement leur dimension primitive sans s'agrandir, et par ces caractères ils se distinguent de la syphilide squameuse circinée caractérisée par des squames épidermiques, et de l'herpès circiné dont la circonférence va toujours en s'élargissant comme la plupart des éruptions syphilitiques. La roséole annulaire ne s'accompagne, ni de douleurs, ni de cuissons, ni de démangeaisons ; elle peut facilement passer inaperçue. Sa durée est souvent assez longue, elle peut se prolonger pendant deux, trois et quatre mois. Le siége habituel de la roséole annulaire est à la face interne des avant-bras, près des poignets. On peut la rencontrer à la poitrine, au ventre et à la face interne et supérieure des cuisses.

Cette variété de roséole est bien moins précoce que la roséole ordinaire; on la voit souvent survenir six, dix, et même quinze mois après le phénomène primitif; c'est habituellement une éruption de récidive et, suivant M. Bazin, elle ne surviendrait que chez les malades qui ont déjà pris du mercure; je manque de faits suffisants pour contrôler cette assertion.

Le traitement de la roséole annulaire est celui des autres accidents secondaires de la syphilis : elle peut disparaître spontanément, mais elle cède plus vite aux préparations mercurielles, aux bains sulfureux ou alcalins, et à un régime reconstituant, à l'aide du fer et du quinquina.

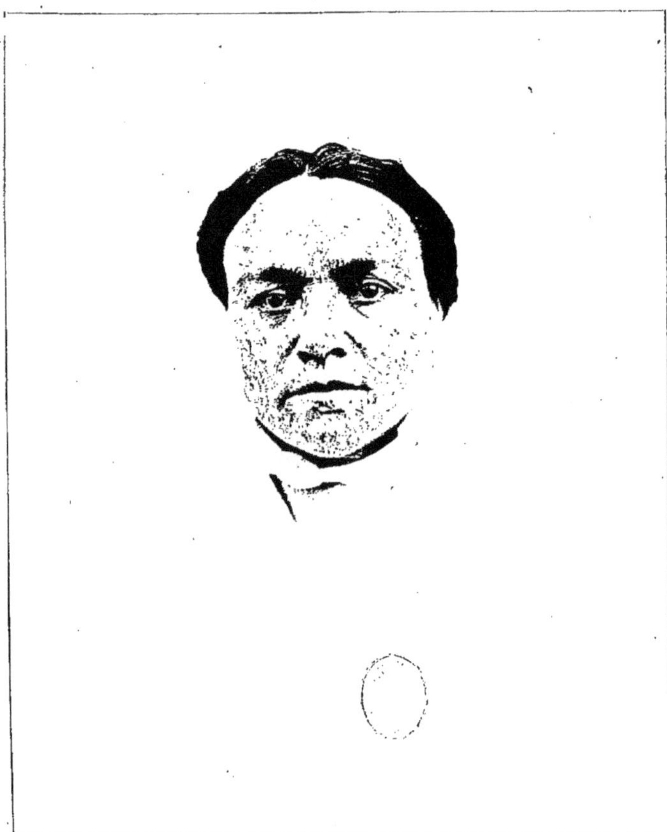

A. de Montméja.   Ad naturam phot. et pinx.

SYPHILIDE PAPULEUSE LENTICULAIRE.

SYPHILIDES.

SYPHILIDE PAPULEUSE LENTICULAIRE.[1]

Très-commune et très-précoce, cette variété de syphilide succède à la roséole ou l'accompagne, quelquefois même se présente seule sans aucune éruption exanthématique. Les prodromes qui annoncent le début de la roséole peuvent précéder également l'apparition de la syphilide papuleuse. Cette maladie se caractérise par des taches saillantes, régulières, rondes, petites, aplaties, présentant l'aspect d'une lentille, phénomène qui a motivé la dénomination de *syphilide papuleuse lenticulaire*.

Rosées au début, ces taches ne tardent pas à prendre une coloration rouge foncé avec teinte cuivrée spéciale qui persiste assez longtemps, alors même que les papules se sont affaissées. La première de ces colorations disparaît par la pression du doigt pour reparaître immédiatement après : la seconde demeure persistante dans les mêmes circonstances, ou s'affaiblit très-peu.

Les saillies des taches de la syphilide papuleuse sont manifestes et offrent une certaine dureté au toucher ; vers le déclin de la maladie, cette dureté disparaît, l'épiderme des papules se ride et il se produit une desquamation furfuracée plus ou moins prononcée.

Les squames se soulèvent sur la saillie, et en se détachant circulairement, elles forment une sorte de liséré sur le contour de chaque papule.

Dans quelques cas, la desquamation est plus abondante, les squames plus blanches et imbriquées : c'est là ce que quelques auteurs ont appelé syphilide *papulo-squameuse*.

Le siége privilégié de la *syphilide papuleuse lenticulaire* est la région postérieure du cou ; elle est fréquente néanmoins à la face, sur la poitrine, dans le dos ; on peut la rencontrer aussi sur les membres et particulièrement sur les membres supérieurs.

Cette maladie ne s'accompagne ni de douleurs, ni de démangeaisons, si ce n'est quelquefois le soir et au début de la maladie.

La marche de la syphilide papuleuse est assez rapide, l'éruption dure de un à deux mois ; quand elle procède par poussées successives, sa durée se prolonge pendant plusieurs mois consécutifs.

Là terminaison de la maladie se fait par résolution ; les papules s'affaissent, la desquamation se produit et la coloration disparaît en dernier lieu laissant une macule d'abord brune, puis grise, qui disparaît à son tour sans laisser de traces.

Le diagnostic de cette maladie est très-simple et il est facile de la distinguer des autres maladies de la peau qui ont la papule pour lésion élémentaire.

Dans le *lichen* ces papules sont petites, confluentes, par plaques, et accompagnées de vives démangeaisons ; leur coloration est tout à fait différente de celle qu'affectent les éruptions syphilitiques. Le *prurigo* avec ses papules acuminées et surmontées d'une petite croûte noire, l'*acné indurée* avec son éruption souvent pustuleuse et son siége habituel, ne pourront, en aucun cas, présenter la moindre analogie avec la syphilide *papuleuse lenticulaire*. De même l'*érythème papuleux* avec ses plaques larges et rosées ne pourra jamais provoquer une erreur sur la nature de la maladie.

Dans le *purpura*, pris à son déclin, les taches rouillées ressemblent assez aux macules de la syphilide *papuleuse* parvenue également à sa dernière période. Mais encore ici les commémoratifs établiront l'absence de toute saillie durant le cours de la maladie ; ils établiront que les taches ont présenté une coloration rouge vif, qu'elles étaient petites, non saillantes, et qu'elles ont présenté plus tard une teinte ecchymotique spéciale.

La syphilide papuleuse lenticulaire est une manifestion bénigne de la syphilis et cède assez facilement à l'administration du mercure et des bains qui résument le traitement des accidents secondaires.

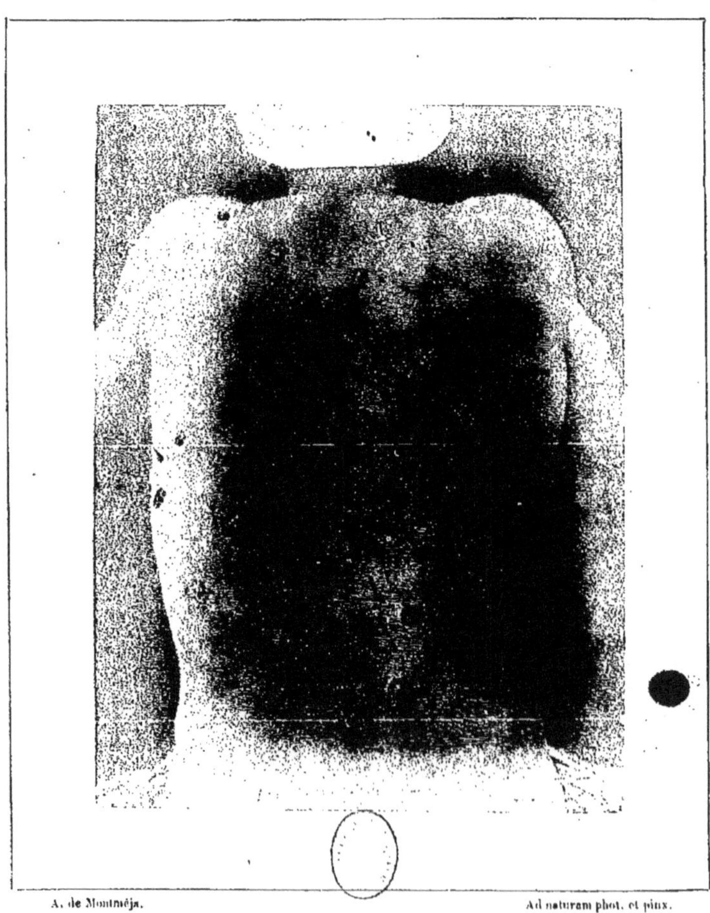

SYPHILIDE PAPULEUSE PLATE

SYPHILIDES.

SYPHILIDE PAPULEUSE PLATE.

Cette manifestation cutanée de la syphilis survient à la même époque que la syphilide papuleuse lenticulaire. Dans cette dernière forme, les papules paraissent plus élevées que celles de la syphilide papuleuse plate dont la largeur rend la saillie moins apparente. Le diamètre des papules égale ordinairement celui d'une pièce de cinquante centimes ou de deux francs. La couleur de ces plaques, rosée au début, devient bientôt rouge brun. L'éruption est toujours discrète et les plaques assez distantes les unes des autres siégent de préférence au front, sur les épaules et dans le dos. Sa durée ne dépasse guère quatre à huit septénaires, et son déclin est annoncé par l'apparition de légères squames décrivant des cercles concentriques à la surface de la papule. La saillie s'efface peu à peu et ne laisse après elle qu'une macule brunâtre, telle qu'on en voit d'ordinaire à la suite des éruptions syphilitiques, sans que la place de ces éruptions soit marquée par une cicatrice.

M. Bazin a décrit sous le nom de *plaques muqueuses de la peau* une variété de syphilide qui se rapproche tellement de celle dont nous venons de donner la description, dont elle ne diffère que par une légère ulcération recouverte d'une croûte superficielle, que nous n'hésitons pas à adopter pour elle la même dénomination de *syphilide papuleuse plate*. L'âge de la syphilis auquel on voit survenir les deux formes de l'éruption est exactement le même; le siége ne diffère en rien, non plus que la coloration et la disposition des plaques; seulement, dans la variété dont M. Bazin veut faire un type à part, les petites squames dont nous avons parlé, au lieu d'être blanches, sont légèrement jaunâtres et croûteuses, et le bord de la papule, devenu plus saillant par la superposition de ces squames, qui blanchissent en séchant, donne aux parties centrales un aspect déprimé. La guérison se produit dans les deux cas par la même succession de symptômes.

Comme on peut le voir par cet exposé rapide des caractères propres à la syphilide papuleuse plate et aux prétendues plaques muqueuses de M. Bazin, il y a moins de dissemblance entre ces deux variétés d'une même manifestation de la syphilis qu'il n'en existe entre les dernières et les vraies plaques muqueuses de la peau, qui peuvent se rencontrer sur toute la surface des téguments et dont les caractères principaux sont : la mollesse, l'humidité, l'état fongueux et l'odeur caractéristique qui leur est propre.

Le traitement de la syphilide papuleuse plate est celui des syphilides précoces, et a pour base les préparations mercurielles prises à l'intérieur. Dans le but d'éviter des redites, nous renvoyons à la description d'autres variétés de syphilides qui réclament la même thérapeutique.

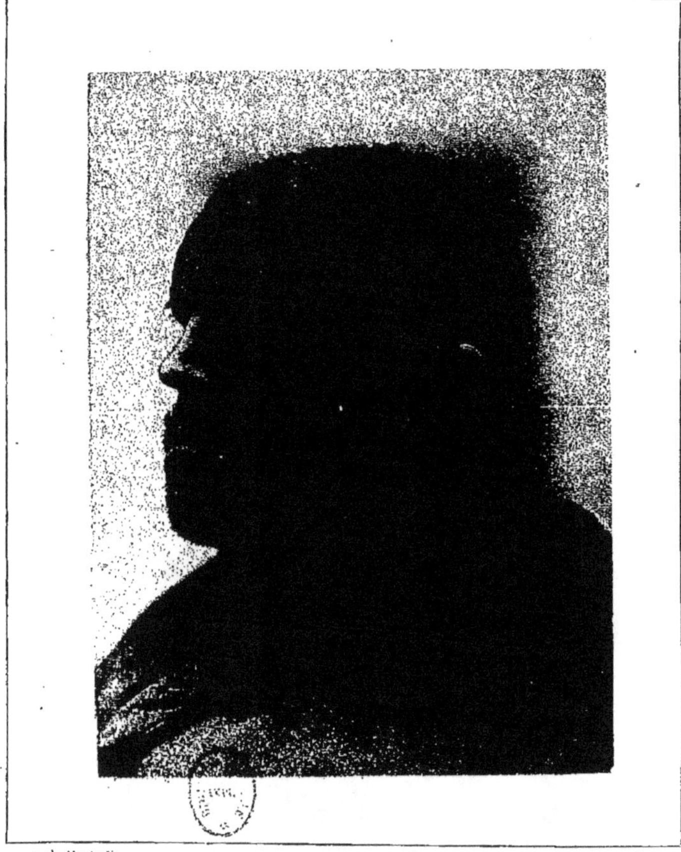

SYPHILIDE VÉGÉTANTE.

SYPHILIDES.

SYPHILIDE VÉGÉTANTE.

La syphilide végétante comprend deux variétés : la syphilide granuleuse et la plaque muqueuse. On y a rattaché encore les excroissances qui surviennent aux parties génitales et à l'anus et qu'on a décrites, suivant leur configuration, sous les noms de crètes de coq, de choux-fleurs, etc. ; mais ces excroissances, survenant en dehors de la syphilis, doivent-être rayées du groupe des accidents syphilitiques et ne peuvent être considérées que comme des complications lorsqu'on les rencontre associées à des manifestations bien réellement syphilitiques.

La syphilide granuleuse est assez rare, elle se montre presque exclusivement au sillon naso-latéral, près de la commissure des lèvres et au menton. Elle est constituée par de petites saillies inégales, sèches, souvent associées les unes à côté des autres de manière à figurer une petite traînée. Leur coloration est d'un gris jaunâtre, à leurs contours on trouve quelquefois la coloration cuivrée caractéristique.

Au bout d'un certain temps, et plus vite, par l'effet d'un traitement mercuriel, ces saillies se détachent et ne laissent plus à leur place qu'une tache d'un rouge brun, laquelle s'efface peu à peu.

Cette manifestation syphilitique est rarement seule, elle est associée, le plus souvent, à la syphilide papuleuse ou squameuse ; elle apparaît de deux à six mois après le phénomène primitif.

Mais la forme la plus commune de la syphilide végétante est la plaque muqueuse ; nous en avons déjà parlé et nous avons surtout alors décrit la plaque muqueuse se développant sur la peau avoisinant les membranes muqueuses ou sur ces membranes mêmes. Nous ajouterons maintenant que la plaque muqueuse peut se développer sur la peau loin des orifices naturels et en dessous des endroits où la peau se trouve adossée à elle-même et exposée à des frottements. Nous avons vu des exemples de plaques muqueuses à la poitrine, au front, à la face et surtout au cuir chevelu. Dans ces circonstances, la syphilide végétante se présente sous la forme d'une saillie arrondie, inégale, jaunâtre, molle, ulcérée et sécrétant un liquide fétide susceptible de se solidifier en croûtes lamelleuses peu épaisses. Ces plaques ont une dimension variant depuis une pièce de 50 centimes jusqu'à 3 ou 4 centimètres. Plusieurs, en se réunissant, peuvent recouvrir un espace plus étendu. La planche qu'accompagne cette description reproduit le fait d'une syphilide végétante observée chez un malade placé dans le service de mon collègue M. Hillairet et présentant sur le cuir chevelu, sur le front et sur une partie de la face, des végétations saillantes, inégales, humides, d'une étendue rare, lesquelles disparurent à la suite d'un traitement mercuriel, et d'applications légèrement caustiques avec la solution de nitrate d'argent.

Cette forme de syphilide végétante de la peau ne doit pas être confondue avec ce que M. Bazin a décrit à tort sous le nom de plaques muqueuses de la peau, lesquelles ne sont que des plaques de syphilide papuleuse surmontées d'une pustule (syphilide papuleuse en plaque); l'éruption que nous décrivons ici est une véritable plaque muqueuse se présentant avec tous les caractères qui lui appartiennent. Elle survient ordinairement un peu tardivement, six ou huit mois après le phénomène primitif, quelquefois même dans le courant de la seconde année. Une fois établie, elle est assez rebelle; mais elle disparaît sans laisser aucune trace cicatricielle de son passage.

Comme pour les plaques muqueuses des autres régions, la syphilide végétante de la peau réclame à la fois le traitement mercuriel et les applications locales caustiques; la solution de nitrate d'argent, l'acide acétique, peuvent suffire; mais lorsque les saillies végétantes sont rebelles à ces applications peu énergiques, on ne doit pas hésiter à employer les cautérisations avec le nitrate acide de mercure liquide.

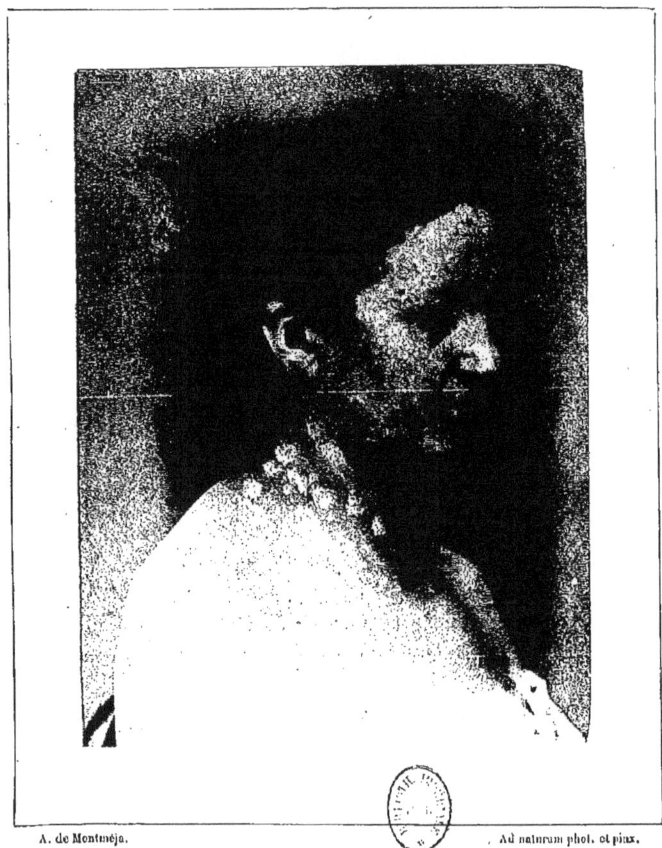

A. de Montméja.

Ad naturam phot. et pinx.

SYPHILIDE PIGMENTAIRE.

35 bis

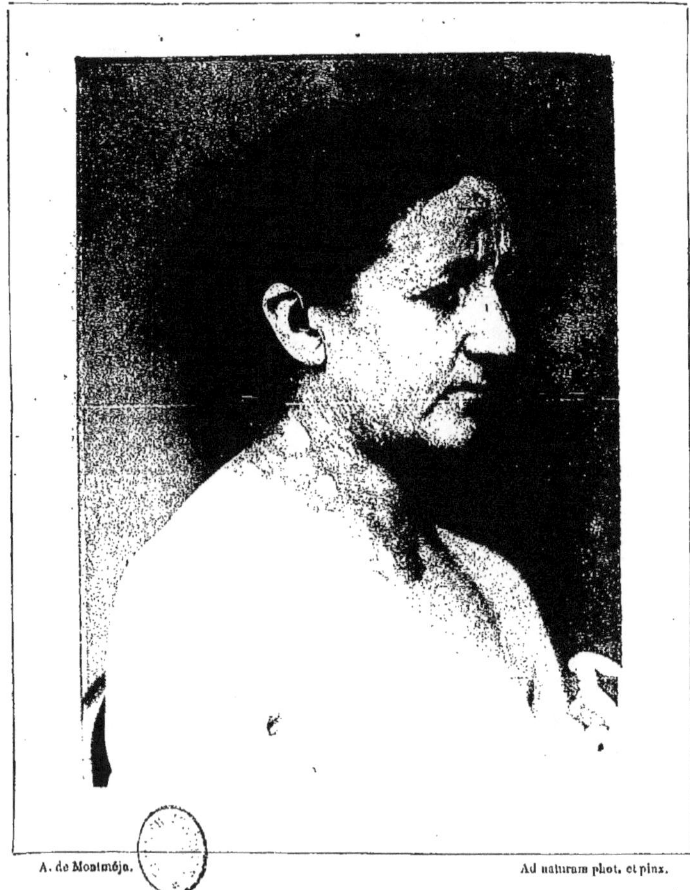

A. de Montméja.   Ad naturam phot. et pinx.

SYPHILIDE PIGMENTAIRE.

SYPHILIDES.

SYPHILIDE PIGMENTAIRE.

C'est en 1853 que nous avons donné la première description de cette maladie.

Nous la considérons comme tout à fait analogue aux éphélides, sans l'exclure pour cela du cadre des manifestations de la syphilis. Cette syphilide apparaît, en général, de quatre mois à un an après l'accident primitif ; elle se caractérise par un mélange de taches grises et de taches blanches, que leur coloration peu intense laisse souvent passer inaperçues. Les taches ne forment aucune saillie, et leur présence n'entraîne ni démangeaison, ni desquamation. Les bords de ces taches sont disposés avec une telle irrégularité qu'il est impossible de leur assigner un mode de configuration. Les taches grises se confondent avec les taches blanches et les premières en sont d'autant plus apparentes. Les taches blanches sont dues à un véritable déplacement des cellules pigmentaires qui peuvent se porter en excès à côté.

La syphilide pigmentaire siége habituellement au cou, au devant de la poitrine, et s'adresse exclusivement aux personnes qui ont la peau très-fine ; elle est observée plus particulièrement chez les femmes, mais on la rencontre aussi chez des hommes lymphatiques à peau blanche.

La marche de cette affection n'offre rien de régulier ; d'une durée quelquefois très-courte, deux mois environ, on la voit se prolonger, dans d'autres circonstances, pendant des années et même d'une manière indéfinie.

La *syphilide pigmentaire* a pour caractère spécial de ne pas se modifier sous l'influence d'un traitement spécifique : sa présence dans le cadre des syphilides se trouve motivée par cette circonstance qu'elle ne se développe que chez les individus atteints de syphilis confirmée. Cette syphilide diffère du *pityriasis versicolor* par la coloration, qui est plus jaune dans cette dernière affection, et par l'absence des squames et des démangeaisons qui accompagnent l'éruption de la maladie parasitaire. Les *éphélides* ordinaires n'ont pas le même siége de prédilection, et sont d'ailleurs bien plus accentuées que les taches de la syphilide pigmentaire.

Aucun traitement n'a paru, jusqu'à présent, réussir pour favoriser la disparition des taches de la syphilide pigmentaire. Il est donc inutile de tourmenter les malades par des moyens qu'on doit savoir infructueux. Le temps seul efface les macules grises et blanches et rend à la peau son aspect uniforme.

36

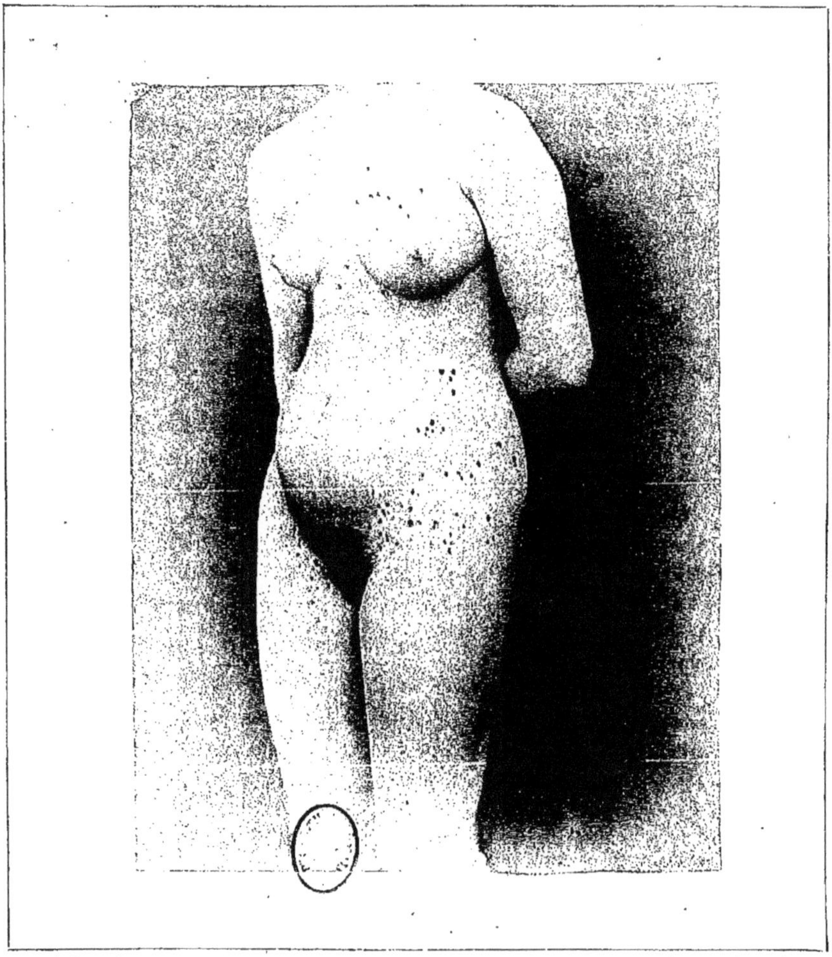

A. de Montméja. Ad naturam phot. et pinx.

SYPHILIDE VÉSICULEUSE

SYPHILIDES.

SYPHILIDE VÉSICULEUSE.

La syphilis se manifeste rarement sous cette forme d'éruption. On distingue trois variétés dans la syphilide vésiculeuse : la syphilide vésiculeuse *varioli-forme*, la syphilide vésiculeuse *eczématiforme*, et la syphilide vésiculeuse *herpétiforme*.

La syphilide *varioliforme* apparaît de quatre à six mois après l'accident primitif. Elle se caractérise par des taches rouges dont le volume peut atteindre celui d'un petit pois ; sur la légère saillie que forment ces taches on voit s'élever une ou deux vésicules transparentes, globuleuses ou acuminées, quelquefois même ombiliquées. Le contenu des vésicules devient trouble, s'épanche par la rupture de la paroi, et forme une croûte adhérente qui offre la coloration syphilitique. L'auréole qui entoure la lésion offre, pendant toute la durée de l'éruption, les mêmes caractères génériques de coloration.

Au bout de dix à vingt jours, la saillie s'affaisse et la croûte ne tarde pas à tomber, laissant après elle une petite macule qui ne disparaît qu'après un certain temps.

Ce genre d'éruption est sujet à des répétitions successives qui se prolongent souvent pendant plusieurs mois, et la plupart du temps, dans la même région. Les vésicules sont ordinairement isolées et très-rarement confluentes ; leur nombre est toujours assez restreint. Il n'est pas rare d'observer sur le même individu les différentes phases de l'évolution des vésicules, de même que l'existence d'autres affections de la peau appartenant à la classe des syphilides secondaires. Cette variété ne peut être confondue avec aucune autre manifestation cutanée de la syphilis, non plus qu'avec une varioloïde simple, car les prodromes fébriles ne se rencontrent pas dans les autres syphilides, et la varioloïde se déclare par une éruption plus rapide qui, jointe à l'auréole rosée des vésico-pustules, ne ressemble en rien à l'éruption lente des vésicules syphiliti-ques, dont les taches rouges sont d'ailleurs entourées d'une auréole caractéris-tique. La coexistence d'autres accidents syphilitiques fait rarement défaut, et constitue un élément puissant pour le diagnostic.

La syphilide vésiculeuse *eczématiforme* diffère de la forme précédente en ce que l'éruption commence par des vésicules discrètes ou confluentes entourées d'une auréole rouge brun ; quand elles sont agglomérées, on ne voit plus qu'une surface rouge sombre couverte de vésicules transparentes, plus grosses que celles de l'eczéma, et se produisant moins rapidement que dans l'affection dartreuse ; de là la dénomination donnée à cette manifestation de la syphilis.

Les vésicules une fois formées, le liquide peut se résorber, la saillie s'affaisse, et il survient une légère desquamation blanchâtre, ou bien l'épiderme se rompt et laisse échapper un contenu devenu opaque qui se concrète et forme de petites croûtes caractéristiques. Ces croûtes restent toujours discrètes, quelque confluente que soit l'éruption, et c'est là un signe différentiel important entre l'affection dartreuse et la maladie qui nous occupe. Les croûtes tombent sans laisser d'ulcérations ni de cicatrices, mais il existe à leur place des taches maculeuses brunes ou grises qui se dissipent peu à peu. La durée de la maladie, toujours assez longue, doit sa prolongation à des poussées successives survenant à intervalles irréguliers.

Cette syphilide se développe rarement à la face, et occupe indifféremment les membres ou le tronc.

La syphilide vésiculeuse *herpétiforme* se développe par des vésicules petites, du volume d'un grain de millet, à base cuivrée, et groupées soit irrégulièrement, soit encore suivant une disposition en anneaux ou en cercles concentriques. Ces vésicules sont plus résistantes que celles de l'herpès ; elles se développent plus lentement et sans démangeaisons : caractères bien suffisants pour ne pas permettre de confondre ces deux éruptions.

Les vésicules herpétiformes de la syphilis ne se rompent qu'au bout de huit à dix jours, et donnent lieu à une petite croûte ou à une légère desquamation. Cette maladie s'entretient longtemps par des poussées successives, ce qui permet d'observer en même temps les différentes périodes de son évolution sur le même sujet. La syphilide vésiculeuse herpétiforme guérit sans laisser de cicatrices, mais on voit persister longtemps les macules cuivrées qui correspondent à la place autrefois occupée par les vésicules.

La syphilide vésiculeuse *eczématiforme* et la syphilide vésiculeuse *herpétiforme* doivent prendre place parmi les manifestations secondaires un peu tardives de la syphilis : c'est dire que ces maladies réclament, de même que la syphilide vésiculeuse *varioliforme*, l'emploi d'une médication hydrargyrique et l'observation de l'hygiène qui convient au traitement de la syphilis.

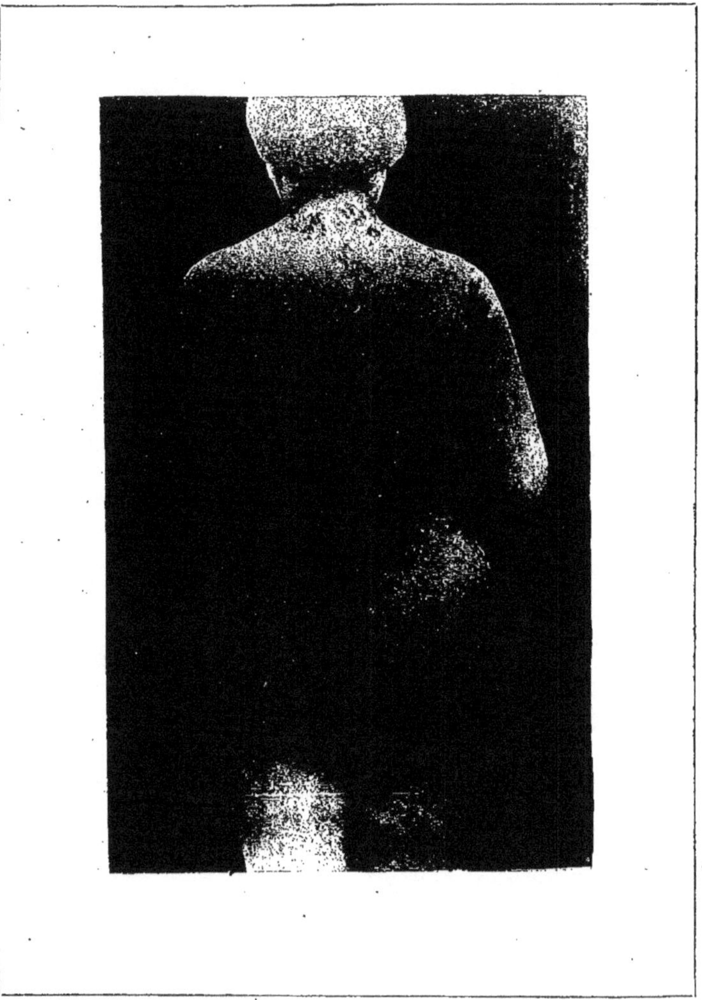

A. de Montméja   Ad naturam phot. et pinx.

SYPHILIDE TUBERCULEUSE.

SYPHILIDES.

SYPHILIDE TUBERCULEUSE.

Le tubercule syphilitique est une petite tumeur indolente, arrondie, assez consistante et d'une couleur variable du rouge vif à la teinte cuivrée; le volume du tubercule se tient entre celui d'un petit pois et celui d'une noisette. La disposition de ces tubercules se fait en groupes ou d'une manière disséminée; ils peuvent se terminer par résolution ou par ulcération. Eu égard à la marche, à la terminaison et à la période de manifestation des tubercules, nous les diviserons en deux catégories : l'une survient à l'âge intermédiaire de la syphilis et comprend : 1° la *syphilide tuberculeuse disséminée;* 2° la *syphilide tuberculeuse en groupes.* L'autre est une manifestation tardive et comprend : 1° la *syphilide tuberculeuse perforante;* 2° la *syphilide tuberculeuse serpigineuse.*

Syphilide tuberculeuse disséminée. — Cette forme est une exagération de la syphilide papuleuse, avec laquelle cependant nous n'admettons pas, comme le fait M. Bazin, la coexistence des tubercules pour en faire une syphilide *papulo-tuberculeuse.* Les papules, en effet, sont des accidents franchement secondaires; les tubercules, au contraire, n'apparaissent que très-rarement avant le quatrième mois, affectent une marche plus lente et peuvent laisser après eux des cicatrices superficielles.

La syphilide tuberculeuse disséminée se caractérise par de petites tumeurs arrondies et peu consistantes, très-luisantes vers le sommet, dont la couleur rouge vif ne tarde pas à passer au rouge cuivré.

La disposition des tubercules est, en général, irrégulière; on les voit cependant quelquefois affecter des configurations arrondies, des dessins plus ou moins symétriques. Dans la forme confluente, la peau qui sépare les tubercules présente à peu près la même coloration qu'eux, et, dans la forme franchement disséminée, au contraire, la peau est seulement un peu terne et comme flétrie.

Quand les tubercules touchent à leur fin, ils se recouvrent d'une légère squame blanche, qui se détache d'abord sur la circonférence; le tubercule s'affaisse sans ulcération, et il ne reste plus qu'une tache couleur maigre de jambon ; avec cette tache, on constate une légère dépression. Au bout de quelques semaines, la lésion prend une teinte grisâtre et disparaît ordinairement sans laisser de traces ; dans quelques cas assez rares, il reste une cicatrice superficielle et lisse qui est due à une résorption opérée dans le tissu cutané lui-même. — Le siége de cette affection est assez variable ; on la trouve principalement au visage, au tronc et sur les membres supérieurs.

La syphilide tuberculeuse disséminée ne peut être confondue avec aucune autre affection.

L'*acné indurée* pourrait offrir quelque ressemblance avec l'éruption qui nous occupe, mais l'acné a pour siége presque exclusif la figure et les épaules, et présente d'ailleurs une coloration et une consistance qui sont bien différentes de ce que nous avons décrit ; les boutons d'acné indurée sont plus acuminés que les tubercules et se terminent par une petite pustule qu'on ne trouve jamais dans la forme de syphilide que nous venons de décrire.

Quant au traitement de la syphilide tuberculeuse disséminée, il nous suffira de rappeler qu'elle est une manifestation intermédiaire de la syphilis ; il faudra donc prescrire un traitement mercuriel, auquel on pourra quelquefois préférer le traitement mixte à l'iodure de potassium et au mercure, lorsqu'il s'élèvera quelque doute relatif à l'âge de la syphilis dont on aura à traiter la manifestation.

38

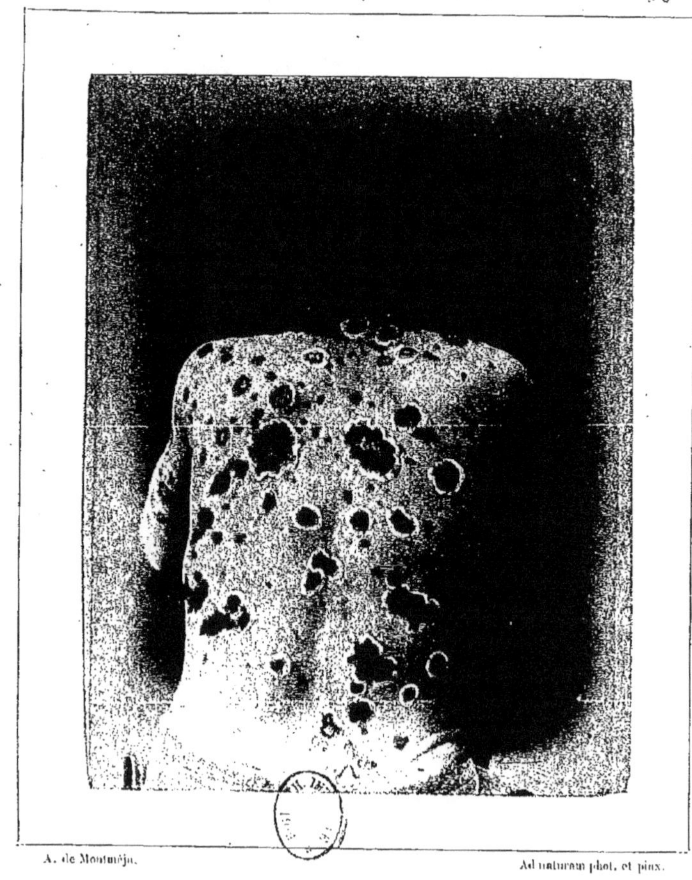

SYPHILIDE TUBERCULEUSE CONFLUENTE.

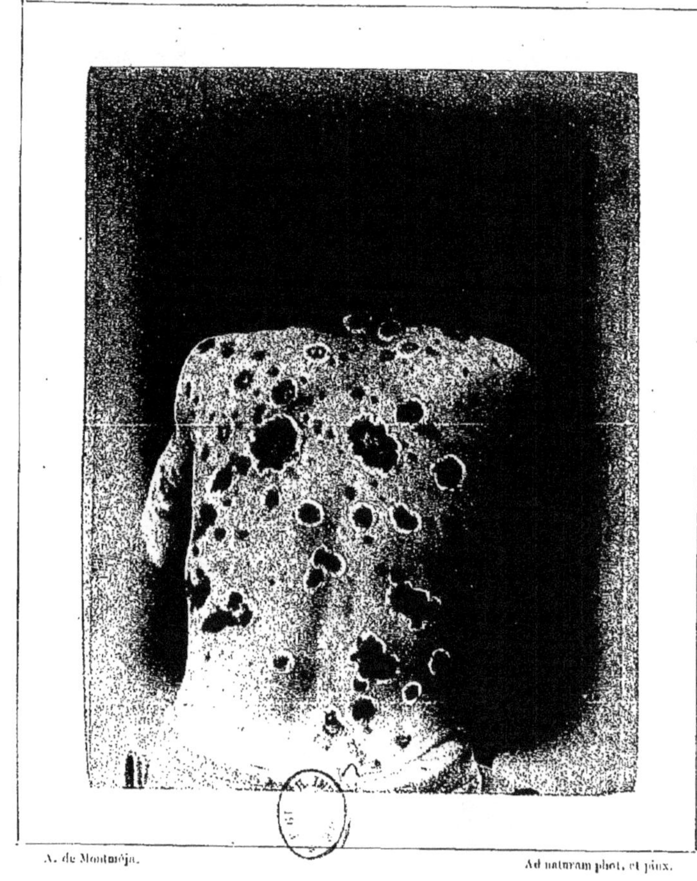

A. de Montméja.   Ad naturam phot. et pinx.

SYPHILIDE TUBERCULEUSE CONFLUENTE.

38 bis

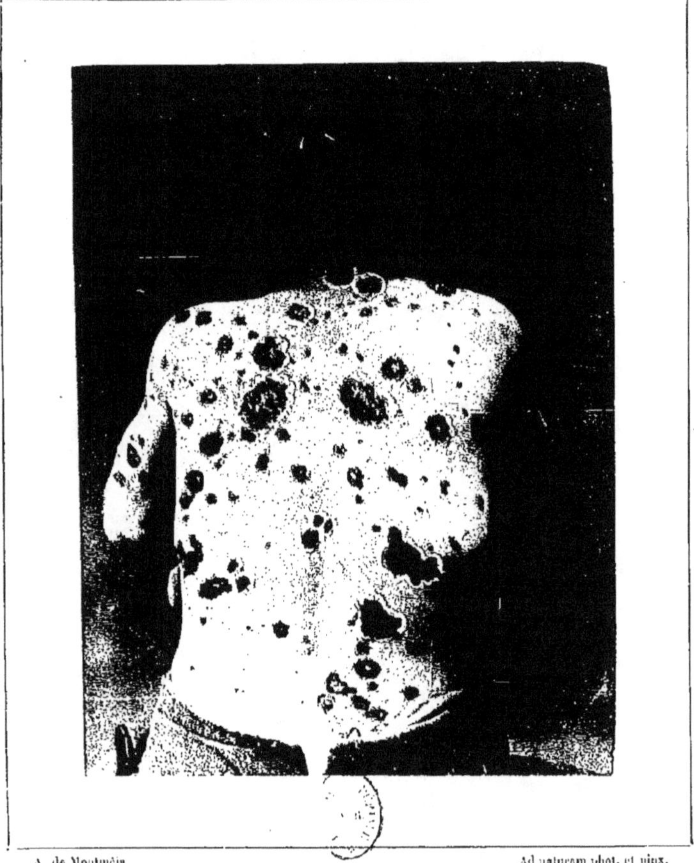

SYPHILIDE TUBERCULEUSE CONFLUENTE.

SYPHILIDES.

SYPHILIDE TUBERCULEUSE EN GROUPES.

Cette syphilide est une manifestation secondaire et tardive de la syphilis; elle apparaît souvent au bout d'un, deux ans et plus encore après l'accident primitif.

Précédée, dans certains cas, de douleurs rhumatoïdes dans les régions qu'elle doit envahir, la *syphilide tuberculeuse en groupes* peut se présenter sous des aspects différents. Tantôt, en effet, les tubercules sont petits, durs, rouges et luisants, irrégulièrement agglomérés; tantôt au contraire, et c'est le cas le plus fréquent, le rapprochement de ces tubercules offre une disposition en cercles ou en arcs de cercle. Ces tubercules sont parfois surmontés d'une petite squame grisâtre; ils sont juxtaposés sans se confondre; dans des cas plus rares leur confluence est telle que leur ensemble forme des bourrelets disposés sous forme de disques.

Le développement des cercles peut se faire de deux manières différentes; les tubercules apparaissent presque en même temps et forment d'emblée un cercle ou un segment de cercle, ou bien ces tubercules se développent isolément, et accomplissent leur évolution pour faire placé à d'autres tubercules qui naissent à côté des premiers, toujours suivant la même configuration circulaire et d'une manière centrifuge. Au bout de deux mois environ le centre du cercle est occupé par une cicatrice légère, d'un rouge cuivré d'abord, qui devient blanche plus tard.

Le siège habituel de cette forme de syphilide est au visage, aux membres, au dos; mais on peut rencontrer, plus exceptionnellement il est vrai, la syphilide tuberculeuse en groupes sur les diverses régions du corps. La marche de cette maladie est très-lente, à cause de la répullulation des tubercules; ces derniers apparaissent, ainsi que nous le disions au commencement de cette description, et ne tardent pas à se recouvrir d'une légère exfoliation, ils s'affaissent ensuite, pâlissent, et il ne reste bientôt qu'une tache offrant la coloration spécifique : à cette tache succède une cicatrice déprimée, souvent indélébile, bien qu'il n'y ait pas eu d'ulcération.

Il est plus rare de voir le centre des tubercules se ramollir et donner lieu à des ulcérations qui se recouvrent de croûtes verdâtres ; ces ulcérations font place à une cicatrice brunâtre qui blanchit au bout d'un certain temps.

La *syphilide tuberculeuse en groupes* peut être confondue avec la *scrofulide tuberculeuse* : il faut se rappeler, en vue du diagnostic, que les tubercules scrofuleux sont peu durs, violacés, comme semi-transparents et accompagnés d'un gonflement du tissu cellulaire sous-jacent aux téguments qui leur ont donné naissance ; de plus, les cicatrices scrofuleuses sont irrégulières, plissées et presque toujours saillantes. Dans les cas douteux, il est indispensable pour un diagnostic définitif d'invoquer les antécédents et d'avoir recours aux effets d'un traitement explorateur.

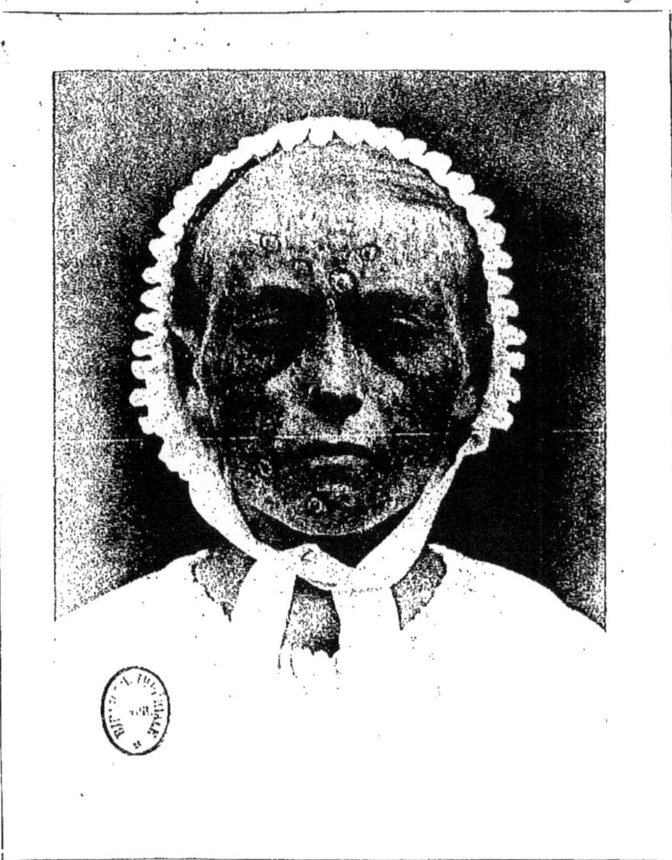

SYPHILIDE SQUAMEUSE CIRCINÉE
(Éphélides de la grossesse).

SYPHILIDES.

SYPHILIDE SQUAMEUSE CIRCINÉE.

La syphilide *squameuse circinée* appartient au groupe des manifestations *intermédiaires* de la syphilis. Cette forme, plus fréquente que la *syphilis squameuse en gouttes* ou *psoriasis syphilitique*, se caractérise par une éruption de taches rouge brun, peu saillantes, et formant des arcs de cercle, ou des cercles complets, dont la partie centrale est occupée par une portion de peau demeurée saine.

Le diamètre de ces taches est variable : tantôt il n'excède pas celui d'une pièce de 1 ou 2 francs ; tantôt il atteint celui de 4 ou 5 centimètres. Peu de temps après le développement des taches, on voit ces dernières se recouvrir d'une légère desquamation furfuracée, sans imbrication, mais assez adhérente, au début ; plus tard cette desquamation disparaît, les cercles rouges s'affaissent, et il ne reste plus que des macules cuivrées qui peuvent persister assez longtemps.

Cette syphilide se montre rarement sur les membres, ou sous forme d'éruption généralisée ; elle siége de préférence à la face, et, plus particulièrement, autour des yeux et de la bouche.

La manifestation syphilitique qui fait l'objet de cette description est d'autant plus considérable, comme étendue de l'éruption et comme largeur des cercles squameux, que ces accidents surviennent à une époque plus reculée de l'accident primitif. Lorsqu'elle apparaît, elle est légère et peu prononcée ; la disparition de l'éruption ne se fait généralement pas attendre alors plus de deux ou trois septénaires, tandis que dans la forme tardive, par rapport à l'accident primitif, elle peut ne s'effectuer qu'au bout de plusieurs mois.

Cette affection ne peut être confondue avec le *psoriasis* dont le siége et l'aspect des squames imbriquées et épaisses sont tout à fait spéciaux. Il n'en est pas de même de l'*herpès circiné*, d'avec lequel il est souvent difficile d'établir une distinction : dans ce cas, on doit rechercher l'absence de tout phénomène concomitant de syphilisation, le développement et le progrès centrifuges de l'éruption parasitaire, pour diagnostiquer un herpès circiné. A ces caractères on opposera la marche stationnaire de la syphilide squameuse circinée, dont les cercles, une fois développés, conservent presque toujours le même diamètre.

Nous n'avons pas à nous étendre ici sur le traitement de la variété d'éruption syphilitique dont nous venons de donner la description ; ce traitement est celui des accidents de la seconde période ou de la période *intermédiaire* de la syphilis : le mercure, administré sous diverses formes, est le seul agent sur lequel on doive fonder une certitude de guérison. Dans les cas où la maladie résiste au traitement interne, la résolution de l'éruption peut être aidée par des bains sulfureux et surtout par des onctions avec une pommade au goudron (axonge, 30 grammes ; goudron de Norvége, de 2 à 5 grammes).

48

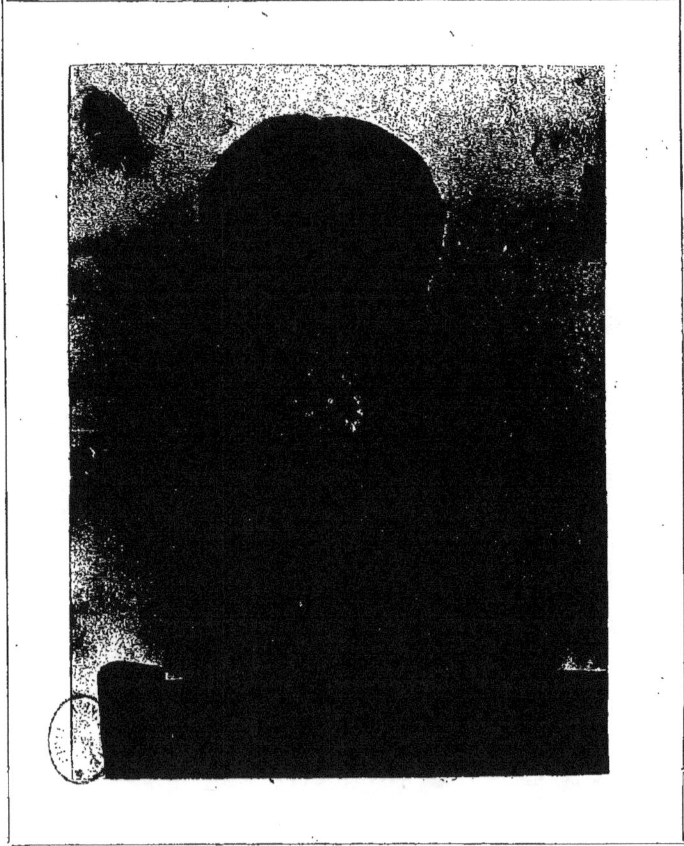

A. de Montméja. Ad naturam phot. et pinx.

SYPHILIDE SQUAMEUSE SERPIGINEUSE.

SYPHILIDES.

SYPHILIDE SQUAMEUSE SERPIGINEUSE.

La syphilide squameuse n'est pas admise par tous les auteurs. Le plus souvent, en effet, la squame survient à une certaine période des affections syphilitiques papuleuses ou tuberculeuses ; mais en nous fondant sur une observation attentive, nous sommes obligés d'admettre que la squame peut se présenter comme lésion élémentaire dans les manifestations de la syphilis. — La syphilide squameuse comprend trois variétés : 1° la syphilide squameuse *en gouttes* ou *psoriasis syphilitique*, qui affecte parfois la disposition *serpigineuse* représentée dans notre planche ; 2° la syphilide squameuse *circinée* ; 3° la syphilide squameuse *palmaire* et *plantaire*.

La syphilide squameuse *en gouttes*, la seule dont nous voulions parler ici, se caractérise par des taches assez généralement arrondies, dont la largeur varie de quelques millimètres à un centimètre au plus ; peu saillantes d'ailleurs, elles offrent la couleur syphilitique et sont recouvertes de squames fines, blanches et non imbriquées.

En disparaissant, l'éruption laisse après elle une tache cuivrée qui ne fait pas de saillie sur les téguments.

La période squameuse peut se prolonger très-longtemps par la repullulation des squames ; la période maculeuse disparaît au bout de quelques semaines et ne laisse pas de cicatrices.

Cette forme de syphilide ressemble beaucoup au psoriasis, dont il est quelquefois bien difficile de la distinguer, surtout lorsqu'elle occupe un des siéges favoris de l'affection dartreuse : de là le nom de *psoriasis syphilitique*, par lequel quelques auteurs ont désigné cette maladie.

Il est rare que la syphilide squameuse apparaisse plus tôt que cinq ou six mois après l'accident primitif ; il est rare aussi qu'elle se montre après deux ans. Elle appartient dès lors à la période intermédiaire des accidents syphilitiques, entre la deuxième et la troisième période.

Le siège de prédilection de la syphilide squameuse en gouttes paraît être le tronc et les membres supérieurs.

Nous allons indiquer en quelques mots les signes propres à distinguer cette affection du psoriasis dartreux : 1° l'épaisseur des squames et leur imbrication sont très-manifestes dans le psoriasis ; elles sont épaisses et le grattage parvient difficilement à les enlever complétement. Dans la syphilis, on trouve des symptômes tout opposés ; finesse des squames, peu d'adhérence et pas d'imbrication.

2° Les démangeaisons peuvent manquer aussi bien dans le psoriasis dartreux que dans le psoriasis syphilitique. Ce signe ne peut donc avoir aucune valeur absolue pour le diagnostic ; cependant, lorsque les démangeaisons existent, on doit penser au psoriasis ordinaire.

3° Le siége de l'affection fournira des indications plus précieuses et le psoriasis dartreux se trahira presque toujours par des lésions bien accentuées dans le voisinage des coudes ou des genoux.

4° La syphilide squameuse coïncide presque toujours avec d'autres accidents syphilitiques des muqueuses ou de la peau, lesquels peuvent être d'un grand secours pour le diagnostic.

5° Enfin une tentative de traitement spécifique, si elle est suivie d'une prompte amélioration, sera un signe certain qui ne devra pas être négligé dans les cas douteux.

Nous n'avons pas à entrer dans les détails du traitement que nécessite, en particulier, la syphilide squameuse en gouttes ; la thérapeutique de cette affection est celle des accidents secondaires de la syphilis. Le mercure est le moyen par excellence ; il est rare *qu'on se trouve bien* de l'administration de l'iodure de potassium. Lorsque les squames tardent trop à s'effacer, une pommade au goudron (axonge, 30 grammes ; goudron, de 3 à 6 grammes) peut hâter la disparition de l'éruption.

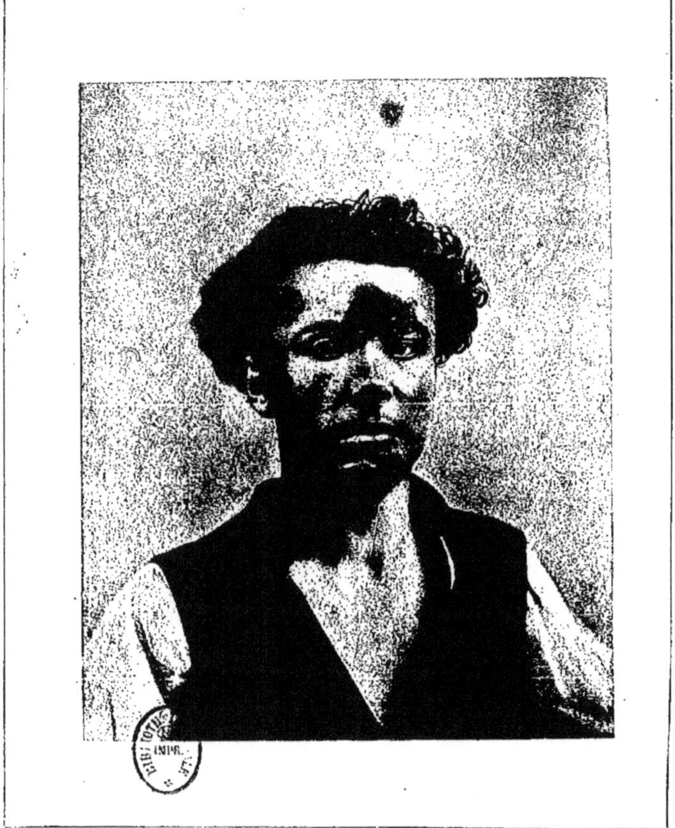

A. de Montméja.   Ad naturam phot. et pinx.

SYPHILIDE PUSTULO-CRUSTACÉE.

SYPHILIDES.

SYPHILIDE PUSTULO-CRUSTACÉE.

La première des deux formes qu'affecte la syphilis, à sa période tertiaire, est caractérisée principalement par la formation d'une croûte au-dessous de laquelle se trouve une ulcération généralement peu profonde. Le début varie quant à l'aspect de la lésion élémentaire, qui est toujours une vésico-pustule. Tantôt on voit apparaître une pustule d'ecthyma, tantôt plusieurs pustules de forme impétigineuse se réunissent en groupes ; tantôt enfin ce sont de simples bulles renfermant un mélange de pus, de sang et de sérosité. La durée de ces lésions élémentaires est souvent si brève que leur évolution peut facilement échapper à un examen un peu tardif : leur rupture donne lieu à la formation de croûtes épaisses dont l'aspect varie un peu suivant la consistance, la forme et la coloration. Cette différence se rattache directement à la nature de la lésion élémentaire, et, dans la pratique, il est ordinairement possible de déterminer la forme qu'a affectée cette lésion initiale.

C'est ainsi que, lorsque la syphilide pustulo-crustacée débute par des pustules d'ecthyma, on constate autour de la croûte bombée au centre un épaississement de la peau qui enchâsse cette croûte et présente une coloration cuivrée. De même, les pustules confluentes, que nous avons appelées impétigineuses, apparaissent sur une tache rouge et donnent lieu à une croûte épaisse, verdâtre, inégale et fendillée, moins saillante que la précédente, et qui n'est pas enchâssée dans les téguments. Enfin, la forme qui débute par une large pustule aplatie et comme flétrie à sa surface, renfermant un mélange de pus, de sang et de sérosité, est caractérisée plus tard par la production d'une croûte épaisse, inégale et verdâtre, ressemblant à une écaille d'huître : c'est là le *rupia* des auteurs, que nous n'admettons pas comme une maladie spéciale, mais que nous rangeons parmi les éruptions pustuleuses, avec cela de particulier qu'il affecte les sujets atteints de cachexie.

Toutes les variétés de croûtes dont nous venons de parler sont très-adhérentes, mais si l'on en provoque la chute, on voit qu'elles recouvrent des ulcérations peu profondes, dont le fond est rouge ou grisâtre, et quelquefois fongueux ; les bords de l'ulcère sont ordinairement épaissis, taillés à pic, et, dans quelques cas, renversés en dehors. Presque tous les ulcères présentent une configuration arrondie.

Le pus qui s'épanche de la surface ulcérée possède des propriétés plastiques très-prononcées : il est sanieux et donne lieu à des croûtes entièrement semblables à celles dont on a provoqué la chute.

Au déclin de la maladie, les croûtes deviennent moins saillantes ; l'auréole qui les entoure pâlit et devient le siége d'une légère desquamation.

Au fur et à mesure que la croûte diminue de volume, elle perd aussi de sa solidité, s'ébranle et tombe d'elle-même ; la surface mise à découvert est d'un rouge violacé et inégale ; elle est finalement remplacée par une cicatrice déprimée et superficielle, cuivrée d'abord et qui devient plus tard d'un blanc mat.

Le siége de la syphilide *pustulo-crustacée* varie suivant la nature de la lésion élémentaire du début ; pour la forme ecthymateuse, elle affecte de préférence les membres inférieurs ; la forme impétigineuse s'adresse surtout au visage et au tronc.

La syphilide pustulo-crustacée a une marche essentiellement chronique, et d'autant plus longue que le sujet est débilité ; on l'a vue durer des années, procédant par poussées successives ou par rechutes survenant à des intervalles plus ou moins rapprochés.

La forme ecthymateuse de la syphilide pustulo-crustacée pourrait être confondue avec l'*ecthyma cachectique simple* : ce dernier affecte de préférence les enfants et les vieillards, et se manifeste par une éruption de pustules plus nombreuses que dans la syphilis et siégeant aux membres inférieurs ; l'auréole de ces pustules a une teinte plus violacée et les ulcérations sont moins profondes. Il serait plus facile de commettre une erreur de diagnostic en présence d'une scrofulide pustuleuse ; l'élément de ce diagnostic se trouve dans la coloration des croûtes qui sont noirâtres ou blanchâtres dans la scrofule et verdâtres dans la syphilis. Dans cette dernière maladie les bords déchiquetés de l'ulcère sont plus ou moins décollés ; le fond de cet ulcère ne présente pas la fausse membrane grisâtre qui se rencontre ordinairement dans la syphilis ; enfin, les cicatrices de la scrofule sont ou saillantes, irrégulières, et kéloïdiennes, ou déprimées profondément comme celles qui succèdent aux brûlures.

La syphilide pustulo-crustacée indique l'infection syphilitique ancienne, remontant à plusieurs années. Son pronostic est grave, surtout lorsque l'ulcération s'accompagne des signes de cachexie. Le traitement est celui des accidents tertiaires de la syphilis. L'iodure de potassium est surtout indiqué, mais il réussit mieux lorsqu'il est donné concurremment avec une légère dose de mercure que lorsqu'il est employé seul ; je prescris souvent pour chaque jour de 1 à 3 grammes d'iodure de potassium et une ou deux pilules de Sédillot. On doit également chercher à relever les forces par des préparations de quinquina, par de l'iodure de fer, des bains sulfureux, une nourriture fortifiante, par le séjour à la campagne, et par l'absence de fatigue. Chez les malades qui ont déjà pris beaucoup de mercure et d'iodure de potassium, l'emploi des moyens hygiéniques suffit souvent pour amener une guérison qu'on n'avait pas pu obtenir à l'aide des médicaments.

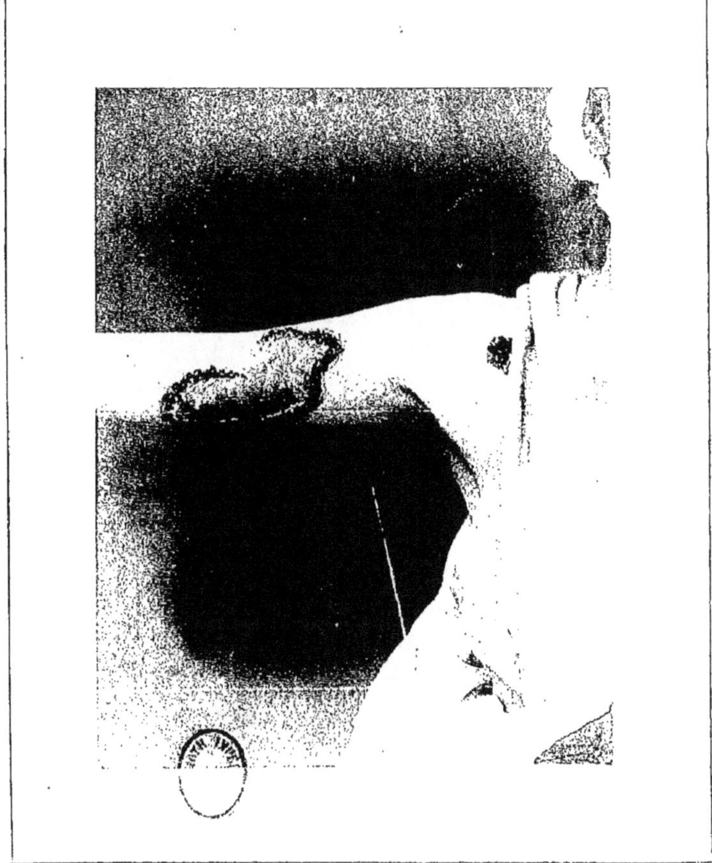

A. de Montméja.   Ad naturam phot. et pinx.

SYPHILIDE ULCÉREUSE SERPIGINEUSE.

SYPHILIDES.

SYPHILIDE ULCÉREUSE.

Syphilide ulcéreuse serpigineuse. — Cette forme de syphilide peut débuter par une syphilide pustulo-crustacée, dont le développement affecte plus tard une marche serpigineuse. Dans d'autres circonstances, la même maladie débute par des pustules remplies d'une sérosité purulente ou par des tubercules durs et luisants, d'un rouge sombre, et d'un volume voisin de celui d'un pois ou d'une aveline. Après avoir conservé plus ou moins longtemps un état stationnaire, les pustules se rompent, les tubercules s'enflamment, se ramollissent et s'ulcèrent ; le pus qui sort de la plaie se concrète en croûtes d'un vert noirâtre ; sous la croûte existe une ulcération peu profonde, à bords taillés à pic, saillants et durs ; le fond de l'ulcère est grisâtre et fongueux.

La guérison s'annonce par la chute des croûtes et le bourgeonnement du fond de l'ulcère ; la dernière croûte qui tombe laisse à nu une cicatrice d'un brun violacé, qui devient plus tard d'un blanc plus ou moins parfait.

Il est ordinaire de rencontrer à la fois, sur le même sujet, des tubercules rouges et durs, d'autres qui se ramollissent, et enfin des ulcères, des croûtes et des cicatrices. L'extension du mal se fait en plusieurs sens : tantôt elle procède par un mouvement centrifuge complet, ce qui est le cas le moins ordinaire, tantôt par un mouvement centrifuge incomplet, de telle sorte qu'une partie de la circonférence se trouve en voie de réparation, tandis que l'autre moitié gagne encore du terrain, sous forme de tranchée plus ou moins proéminente, composée de croûtes verdâtres et inégales.

Le siège habituel de la syphilide ulcéreuse serpigineuse est principalement autour des articulations, sur le dos, les épaules et même la face.

Cette maladie ne s'accompagne pas de démangeaisons ni de douleurs ; il existe quelquefois de la faiblesse générale, des troubles digestifs, mais cette cachexie concomitante doit être attribuée plutôt à la syphilis elle-même qu'à sa manifestation cutanée.

Les récidives de la syphilide ulcéreuse serpigineuse sont très-fréquentes après l'interruption du traitement à la faveur duquel on avait obtenu longtemps, plusieurs mois, quelquefois même pendant plusieurs années, en l'interrompant de temps en temps, une guérison momentanée; il est assez commun de voir des malades atteints d'éruptions de ce genre survenant successivement pendant deux ou trois années consécutives.

L'affection qui nous occupe ne doit pas être confondue avec la *scrofulide pustuleuse*. Cette dernière se présente avec une teinte plus pâle, des bords irréguliers déchiquetés et décollés, un pus séreux et des croûtes blanches, jaunes ou noires qui contrastent avec les croûtes verdâtres de la syphilis; l'auréole des plaies et les cicatrices n'ont pas, dans la scrofule, la teinte brune caractéristique de l'autre maladie.

Le *chancre phagédénique* datant de plusieurs mois, grâce à la possibilité de l'auto-inoculation, grâce à l'aspect mamelonné de l'ulcération, au siége de cette ulcération, et à l'absence de tous les phénomènes qui dénotent la présence de la syphilis, ne pourra, dans aucun cas, être confondu avec l'accident tertiaire de la syphilis dont nous venons de donner la description.

Quant au traitement, il est le même que pour la syphilide *ulcéreuse perforante*, et nous renvoyons à l'article relatif à cette dernière maladie. Nous ne pourrions que nous répéter; nous insistons seulement sur la nécessité d'un traitement spécifique aidé des toniques et continué pendant très-longtemps.

A. de Montméja.

Ad naturam phot. et pinx.

SYPHILIDE ULCÉREUSE.

SYPHILIDES.

SYPHILIDE ULCÉREUSE.

Syphilide ulcéreuse perforante. — Cette forme de syphilis tertiaire succède le plus souvent à des tubercules et siège principalement à la face, au front et aux jambes. Le siége le plus commun est aux ouvertures du nez. Les tubercules, quoique volumineux, ne font qu'une légère saillie ; au bout de peu de temps leur sommet devient rouge, s'amincit et s'ulcère. On voit alors se former une croûte irrégulière et d'un vert noirâtre, tandis que l'ulcération gagne en profondeur dans le corps du tubercule qu'elle finit par envahir entièrement. La chute spontanée ou provoquée de la croûte qui recouvre l'ulcère permet de voir, dans la profondeur de ce dernier, un fond grisâtre d'où s'écoule un pus sanieux et fétide qui se concrète rapidement. La durée de cette maladie est considérable, et c'est, de toutes les formes de syphilides, la plus rebelle au traitement, comme aussi celle qui est la plus grave à cause des désordres qu'elle peut occasionner. C'est à elle que sont dues les larges ulcérations qui envahissent le nez, en perforant la cloison, et détruisent les cartilages et les os.

La guérison s'obtient cependant : le fond de l'ulcère bourgeonne, les bords s'affaissent, et au fur et à mesure que la cicatrisation s'effectue, on voit quelques squames blanches et légères entourer le siége du travail réparateur. Les cicatrices, brunâtres d'abord, acquièrent une coloration d'un blanc mat et sont irrégulières, déprimées et souvent difformes.

Nous pensons qu'il suffit le plus souvent de la notion des antécédents du malade et des phénomènes concomitants pour ne point confondre la syphilide ulcéreuse perforante avec la *scrofulide perforante ;* la couleur des croûtes ou grises ou noires, leur volume considérable, leur consistance plus molle, le décolement des bords de la plaie, l'aspect fongueux de l'ulcère sont autant de signes de la scrofulide. Le cancroïde, abstraction faite du caractère négatif des phénomènes antérieurs et concomitants, se présente avec une ulcération à bords renversés en dehors et formant un relief saillant ; le malade éprouve habituellement des sensations de douleur ou de picotements qui ne se rencontrent jamais dans la forme de syphilide dont nous venons de tracer l'histoire.

Le traitement local se borne à respecter les croûtes ; lorsque celles-ci sont tombées avant la cicatrisation de l'ulcère, on doit laver la plaie avec du vin aromatique, la panser avec une pommade excitante, de l'onguent digestif, de l'onguent canet.

Je me trouve très-bien, dans ces cas, de la pommade suivante :

<pre>
Minium .... |
                       | āā 2 grammes.
Cinabre .... |
Axonge................   30 grammes.
</pre>

Le véritable traitement consiste dans l'administration, à l'intérieur, de l'iodure de potassium associé aux préparations mercurielles. Il faut quelquefois en porter la dose jusqu'à 3 ou 4 grammes par jour ; la dose de mercure que je prescris est toujours peu considérable : une pilule de Sédillot, une pilule de proto-iodure de 25 milligrammes et une cuillerée de liqueur de van Swiéten ; mais j'ai presque constamment trouvé avantage à associer cette légère quantité de mercure à l'iodure de potassium. C'est dans ces syphilides ulcéreuses et surtout dans la forme perforante qu'on peut obtenir de bons résultats de l'administration du sirop de Gibert contenant de l'iodure de potassium et du bi-iodure de mercure. Voici la formule dont je me sers : sirop de gentiane, 300 grammes ; iodure de potassium, 20 grammes ; bi-iodure de mercure, 10 centigrammes ; la dose est d'une à trois cuillerées à bouche par jour. Les toniques, tels que l'iodure de fer, le vin de gentiane, l'extrait de quinquina aident beaucoup au succès du traitement spécifique ; on doit également insister sur les moyens hygiéniques : la bonne nourriture, le repos, l'usage du vin pur et du café, et, s'il est possible, le séjour à la campagne. Dans les cas de cachexie, le traitement tonique et hygiénique est le seul à employer.

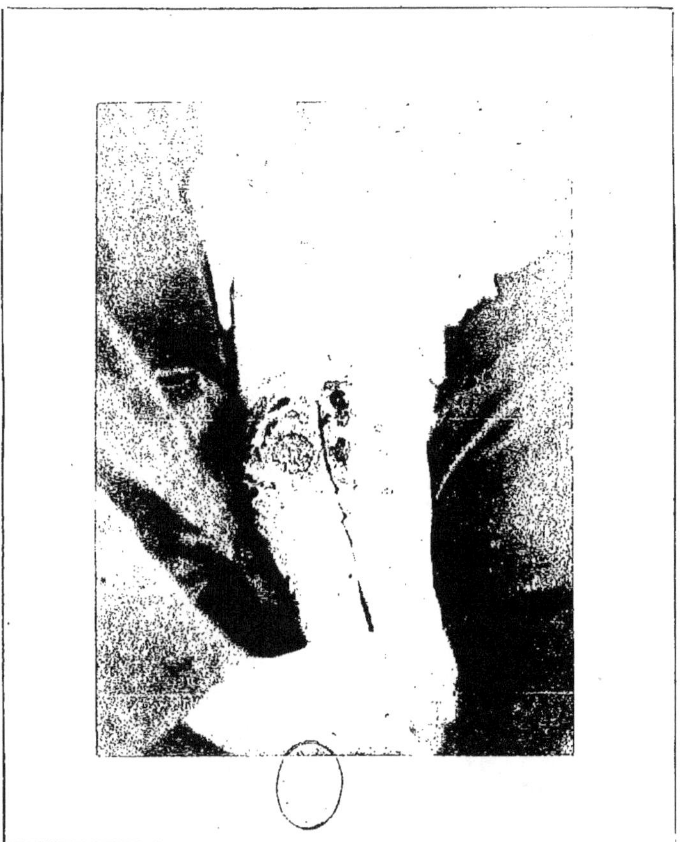

A. de Montméja.   Ad naturam phot. et pinx.

SYPHILIS INFANTILE

SYPHILIDES.

SYPHILIS INFANTILE.

La syphilis peut se transmettre par voie d'hérédité et les accidents se manifestent à la naissance ou dans les quelques premiers mois qui la suivent. Très-rarement la manifestation a lieu après le quatrième mois. Si les auteurs sont d'accord sur la possibilité de la transmission de la syphilis par l'hérédité, il n'en est pas de même sur la manière dont cette transmission s'effectue. Sans entrer dans la discussion de ce sujet, nous allons exposer les opinions les plus généralement adoptées.

Lorsque le père seul est syphilitique, l'enfant peut être infecté ; si la mère seule est atteinte de la syphilis, l'enfant peut échapper, comme aussi il peut être victime de l'infection. Il n'y a donc rien de précis à cet égard.

Lorsque la mère contracte la syphilis pendant sa grossesse, elle la transmet d'autant plus facilement à son enfant que l'infection de la mère se rapproche davantage de l'époque de la conception. Si le fœtus se trouve syphilisé longtemps avant le terme de la gestation, la maladie accomplit chez lui une marche tellement rapide qu'il peut succomber dans le sein même de la mère, ou naître avec des accidents viscéraux souvent mortels.

Pendant l'accouchement, une mère atteinte d'un chancre ou de plaques muqueuses à la vulve peut donner la syphilis à son enfant, mais ce mode de transmission de la maladie est un fait qu'il faut rapporter à la *contagion* et non à l'*hérédité*.

La syphilis transmise par hérédité se traduit chez les enfants avec les caractères de la seconde période de la maladie : les accidents les plus communs sont les plaques muqueuses aux lèvres et à l'anus, aux parties génitales externes des petites filles, des éruptions varioliques, papuleuses, ecthymateuses, et surtout un coryza qui manque bien rarement. Dans la forme pustuleuse, il survient très-rapidement des ulcérations présentant la forme des ulcères syphilitiques, parfaitement limitées, taillées à pic et ressemblant à des brûlures au troisième degré. Ces ulcères siégent principalement aux fesses, aux cuisses et aux environs de l'anus et des parties génitales. Ces accidents syphilitiques s'accompagnent d'une agitation extrême; les enfants peuvent à peine dormir ; ils jettent des cris incessants; leur état général s'altère ; au bout d'un certain temps, ils refusent le sein ou le biberon, ils sont pris de diarrhée, tombent dans le marasme, et la mort peut terminer assez promptement la maladie si une médication convenable ne vient pas enrayer les accidents. Sous l'influence du traitement, d'ailleurs, une amélioration rapide se manifeste, et la santé peut revenir complétement en quelques semaines.

Le mercure est la base du traitement à instituer en pareil cas : le meilleur mode d'administration de ce médicament consiste à pratiquer journellement sur les diverses parties du corps de l'enfant, aux endroits sains, des frictions avec de l'onguent mercuriel (un gramme par jour); l'absorption cutanée est suffisante à cet âge pour amener rapidement au sein de l'économie le médicament spécifique appliqué à l'extérieur. Les moyens hygiéniques doivent toujours venir en aide à cette thérapeutique, et l'allaitement de l'enfant doit se faire dans les meilleures conditions relativement à la qualité et à l'abondance du lait. Comme moyens accessoires, des bains émollients quotidiens, des cataplasmes appliqués sur les ulcérations, des cautérisations des plaques muqueuses avec une solution légère de nitrate d'argent, peuvent avoir une utilité positive.

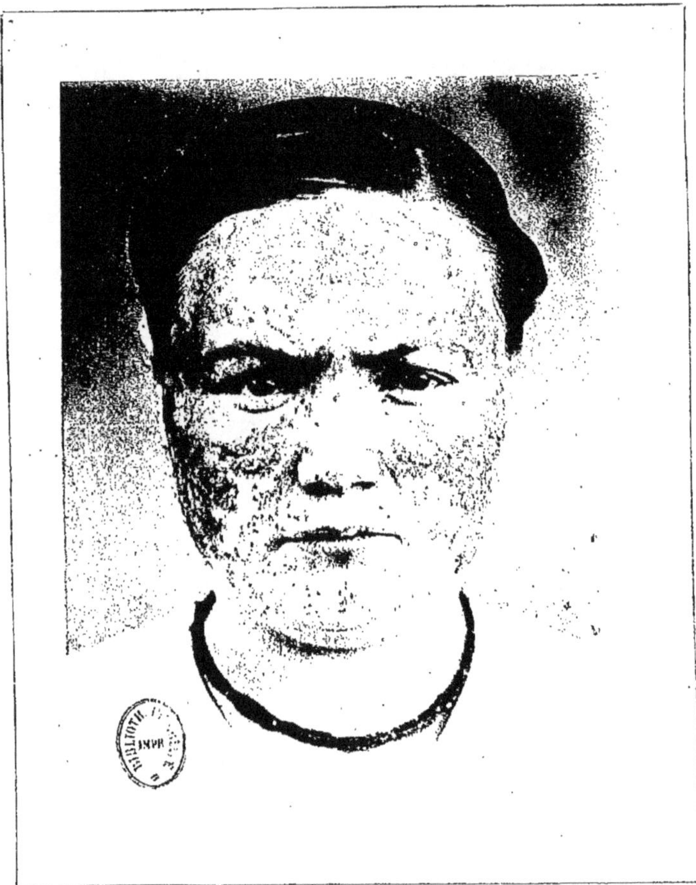

A. de Montméja.   Ad naturam phot. et pinx.

SCROFULIDE ERYTHÉMATEUSE.

SCROFULIDES.

SCROFULIDE ÉRYTHÉMATEUSE.

Cette affection pourrait justement être appelée scrofulide *érythémato-squameuse*, car la présence des squames peut se manifester, soit pendant la période érythémateuse proprement dite, soit vers le déclin de cette même phase de la maladie. Elle est désignée souvent sous le nom de *lupus erythémateux*.

La lésion est caractérisée par une légère élevure au-dessus de la peau, de coloration rouge foncé et un peu violacée. Cette surface est luisante et unie ; la rougeur disparaît momentanément par la pression du doigt : l'intensité de la coloration devient plus grande sous l'influence d'une émotion morale.

Ces taches, ovales ou arrondies, présentant, au début, une très-petite étendue, gagnent en superficie et peuvent envahir une région entière, telle que le front, la joue, et même la totalité du visage.

La rougeur avec saillie est toujours le premier symptôme apparent de la maladie qui nous occupe ; mais, à une époque plus ou moins éloignée du début, on voit l'épiderme se plisser et une légère desquamation furfuracée se produire. Ces squames, qu'il faut bien se garder de confondre avec celles du psoriasis, sont très-fines, très-adhérentes et souvent imbriquées les unes avec les autres.

La résolution des plaques érythémateuses saillantes, telles que nous les avons décrites, est suivie d'une dépression cicatricielle de la peau.

Cette affection semble s'attaquer avec prédilection à la figure, et spécialement au nez ; on peut néanmoins la rencontrer dans toutes les autres régions du corps. Elle se présente avec les caractères généraux propres aux scrofulides, c'est-à-dire avec l'absence de chaleur, de douleur, de cuisson, et elle présente une rougeur plus ou moins violacée, formant une légère saillie recouverte de squames légères.

La marche de la scrofulide érythémateuse est essentiellement lente et progressive ; on voit cependant des cas dans lesquels la maladie, parvenue à un certain degré de développement, reste irrévocablement stationnaire, quels que soient les moyens employés pour la combattre ; d'autres fois, au contraire, le mal disparaît, laissant après lui une dépression assez profonde ayant l'aspect d'une cicatrice. Ce travail de résorption s'opère interstitiellement, sans qu'il se produise la moindre ulcération, et commence généralement par la partie centrale des plaques érythémateuses.

On observe surtout la variété de maladie dont il est question, chez les scrofuleux à tempérament sanguin ; le plus souvent elle existe seule ; plus rarement elle est associée avec d'autres formes cutanées de la scrofule. Dans certains cas même, elle se développe chez des individus qui ne présentent, ni dans le passé ni dans le présent, aucun symptôme de scrofule, ce qui avait engagé certains médecins à ne pas considérer cette maladie comme une dépendance de la strume ; mais nous pensons que l'association habituelle du lupus érythémateux avec des signes certains de scrofule suffit pour réfuter cette opinion.

Les caractères que nous avons donnés comme spéciaux à la scrofulide érythémateuse sont assez tranchés pour que le diagnostic de cette affection soit en général assez facile. On doit se guider beaucoup par la connaissance de la santé antérieure de l'individu, par la marche lente de la maladie et l'absence de tout symptôme de réaction.

On doit cependant ne point perdre de vue certaines maladies de la peau, qui offrent, avec la scrofulide érythémato-squameuse, quelques traits de ressemblance.

Les *érythèmes papuleux* et *noueux* affectent une marche essentiellement aiguë et rapide qui met à l'abri de toute confusion. Le *psoriasis* s'accompagne de squames nacrées ou plâtreuses, épaisses et siégeant aux lieux d'élection familiers à cette affection dartreuse ; le psoriasis n'est jamais suivi de cicatrices. Le *pityriasis rubra*, avec ses plaques larges et peu saillantes, beaucoup plus rouges, avec ses démangeaisons et avec l'absence de toute cicatrice, devrait être passé sous silence, tant la confusion devient impossible.

C'est surtout avec quelques syphilides que la scrofulide érythémateuse semble avoir certains rapports de ressemblance ; mais, dans des cas semblables, le début et la marche de la maladie, les phénomènes généraux concomitants, et la modification rapide du mal par un traitement spécifique, sont des éléments puissants pour établir un diagnostic différentiel : telles sont, par exemple, la *syphilide papulo-squameuse* et la *syphilide tuberculeuse en groupes*.

Le traitement de la scrofulide érythémateuse, quelque énergique et quelque long qu'il puisse être, parvient rarement à modifier l'opiniâtreté des progrès ou de l'état stationnaire de la maladie. On doit cependant faire aboutir tous ses efforts à la modification de l'état général du sujet affecté, en prescrivan t l'huile de foie de morue, les amers, tels que la gentiane, l'infusion de houblon ou de feuilles de noyer, le sirop d'iodure de fer.

Les autres moyens sont purement locaux ; parmi eux, les onctions à l'huile de cade peuvent produire une cautérisation légère ; l'iode caustique ou la teinture d'iode remplit encore mieux cette indication. Quand il s'agit d'attaquer des saillies érythémateuses, il faut souvent recourir à des caustiques plus actifs, tels que la pâte de Vienne, la potasse caustique, le chlorure de zinc. La pommade faite avec parties égales d'axonge et de bi-iodure de mercure, que l'on chauffe pour mieux l'étendre, est un vésicant qui m'a donné de bons résultats. J'ai également employé une solution concentrée de sulfate de cuivre et de sulfate de zinc dans l'acide acétique.

A tous ces moyens ajoutons l'usage des bains sulfureux, des pulvérisations d'eau salée à l'hydrofère, celui des eaux minérales sulfureuses ou alcalines, et nous aurons donné le complément de la thérapeutique des scrofulides érythémateuses.

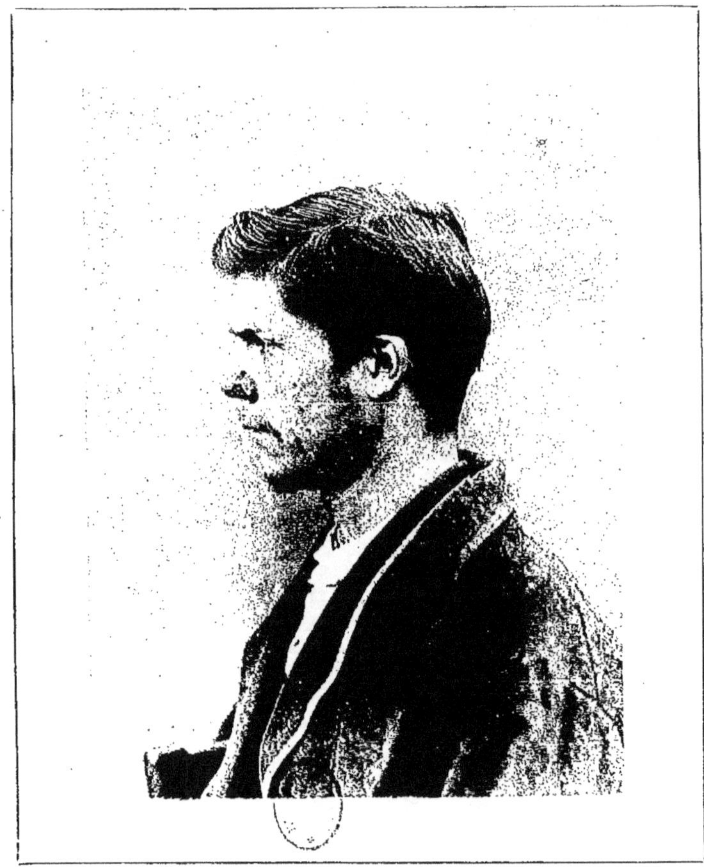

A. de Montméja.   Ad naturam phot. et pinx.

SCROFULIDE PUSTULEUSE.

SCROFULIDES.

SCROFULIDE PUSTULEUSE.

Seule ou alliée à d'autres formes de scrofulides, la *scrofulide pustuleuse* est la plus fréquente des variétés de cette classe.

Deux modes d'apparition caractérisent le début de la maladie : tantôt c'est une tache rouge sur laquelle se montrent un grand nombre de petites pustules qui se rompent, en général, au bout d'un septénaire, et d'où sort un liquide plastique qui se concrète en croûtes jaunâtres ; tantôt, au contraire, la maladie débute par une pustule unique dont le volume égale celui d'un pois environ et contenant un mélange de sang et de pus ; la rupture de cette pustule donne lieu à la formation d'une croûte noirâtre.

Rien n'est plus variable que la coloration des croûtes de la scrofulide pustuleuse : tantôt ces croûtes sont blanchâtres, tantôt, au contraire, le mélange du sang avec le pus les rend noirâtres ; dans beaucoup de cas, ces croûtes possèdent une coloration intermédiaire grisâtre ou jaunâtre.

La chute spontanée ou provoquée des croûtes laisse à découvert des ulcères peu profonds, dont le fond d'un rouge peu foncé est parsemé de bourgeons charnus ; les bords de l'ulcération sont irréguliers et quelquefois décollés ; on n'y trouve jamais de fausse membrane.

Le siége favori de la scrofulide pustuleuse est la face et surtout le nez ; cette maladie ne présente ni douleur ni démangeaison et affecte une marche très-lente ; elle est moins grave que son aspect pourrait le laisser supposer. La chute définitive des croûtes laisse après elle une cicatrice plus profonde que celle de la scrofulide érythémateuse. Violacée au début, cette cicatrice devient blanche et prend l'aspect réticulé d'une brûlure au troisième degré.

Abandonnée à elle-même la maladie peut guérir spontanément, mais on la voit parfois gagner et s'étendre en superficie et en profondeur. Dans ce dernier cas, les cicatrices sont très-marquées, déprimées, et entraînent la déformation des parties qui en sont le siége. Le nez, particulièrement, se recourbe et prend un aspect caractéristique.

La *scrofulide pustuleuse* peut être confondue avec l'*impétigo* et avec la *syphilide pustulo-crustacée*.

L'évolution de l'impétigo est rapide, ses croûtes sont plus molles, d'un jaune flavescent et peu adhérentes. Leur siége n'est pas à peu près exclusif comme celui de la scrofulide, et elles offrent, en général, une étendue plus considérable. Les ulcérations qui succèdent aux croûtes sont superficielles et n'entraînent pas la formation de cicatrices. L'impétigo s'accompagne enfin de démangeaison et de cuisson, symptômes qui font défaut dans la scrofulide.

La coloration des croûtes et l'aspect inégal d'un vert foncé de la *syphilide pustulo-crustacée* ne sont pas toujours suffisants pour éviter toute erreur ; aussi ajouterons-nous que dans la syphilis les ulcères sont plus réguliers, arrondis, leurs bords sont adhérents et taillés à pic et leur fond est recouvert d'une fausse membrane grisâtre; l'évolution de la maladie est plus rapide que dans la scrofule. Dans les cas où tous ces signes, joints à la notion des commémoratifs, ne pourront éclairer le diagnostic, on pourra se guider par les effets d'un traitement antisyphilitique sous l'influence duquel la manifestation spécifique devrait s'améliorer rapidement, tandis que l'effet est à peu près nul, si l'on est en présence d'une scrofulide pustuleuse.

Le traitement de la forme que nous venons de décrire est celui qui convient à tous les accidents propres à la scrofule :

Le traitement général à l'aide des amers, de l'huile de foie de morue, d'une bonne hygiène, est d'abord indiqué; puis, comme moyens locaux, on peut avoir recours à des cataplasmes émollients ou mieux à des lotions stimulantes. On peut encore abréger la durée du mal et hâter la cicatrice en cautérisant l'ulcère avec de la poudre de Vienne.

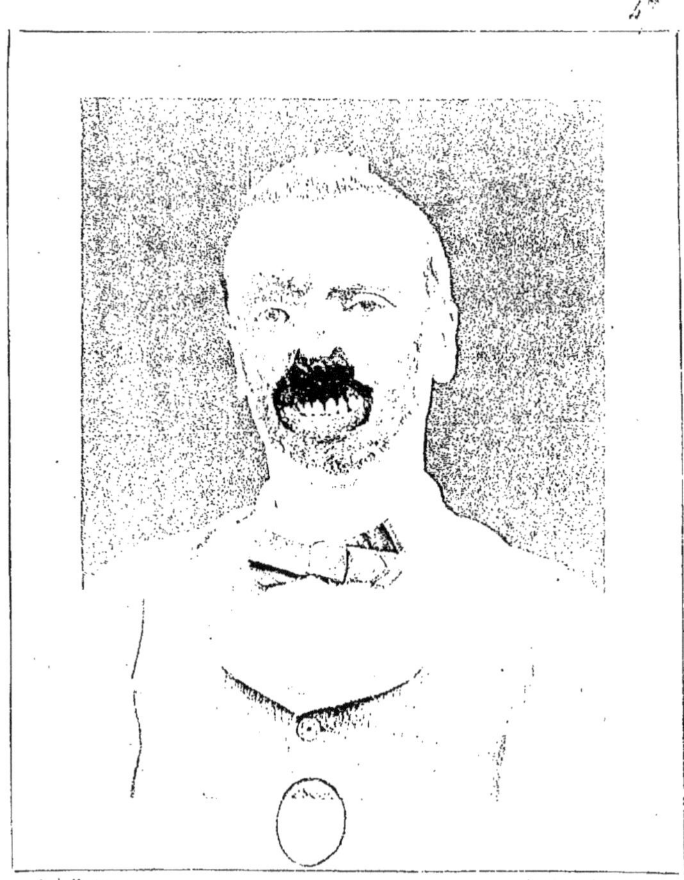

SCROFULIDE TUBERCULEUSE.
(Lupus.)

SCROFULIDES.

SCROFULIDE TUBERCULEUSE.

Cette forme est une des plus graves de celles qu'affectent les manifestations cutanées de la scrofule ; elle se présente sous deux aspects différents, qui font distinguer, dans cette variété de scrofulide, une forme *tuberculeuse sans ulcérations* et une forme *tuberculeuse avec ulcérations* plus ou moins profondes.

La *scrofulide tuberculeuse sans ulcérations* ou accompagnée seulement d'*ulcérations très-superficielles*, est caractérisée par des saillies indolentes, assez molles et un peu élastiques, de la grosseur d'un pois, environ. Blancs ou violacés, ces tubercules sont généralement groupés ; quelquefois cependant ils peuvent se trouver disséminés sur la surface du corps : cette dernière forme est appelée *scrofulide tuberculeuse disséminée*.

La face est le siége de prédilection de la scrofulide tuberculeuse superficielle ; elle s'accompagne quelquefois de l'infiltration du tissu cellulaire sous-cutané, et lorsqu'il en résulte un gonflement considérable, on a donné à cette forme la dénomination de *lupus hypertrophique*. Mais ce n'est là qu'un symptôme concomitant qu'on retrouve aussi bien dans la scrofulide érythémateuse que dans la scrofulide tuberculeuse. La tuméfaction souvent considérable produite par l'engorgement du tissu cellulaire, dans les membres, et surtout dans les membres inférieurs, a fait confondre cette affection avec l'éléphantiasis des Arabes ; mais cette dernière maladie n'offre pas les tubercules agglomérés de la scrofule ; elle s'accompagne de rugosités de la peau tout à fait caractéristiques, l'œdème est beaucoup plus dur, et, habituellement, la maladie se développe sous l'influence de conditions climatériques spéciales.

La scrofulide tuberculeuse non ulcérée ne s'accompagne ni de douleur, ni de cuisson, ni de démangeaison. Cette maladie affecte une marche essentiellement chronique, elle se prolonge pendant plusieurs années, et elle peut même durer indéfiniment ; elle ne s'accompagne souvent d'aucun trouble de la santé générale. La terminaison peut avoir lieu soit par la résorption graduelle de la petite tumeur, avec dépression cicatricielle consécutive, soit par une légère ulcération du tubercule qui se cicatrise ensuite, après un temps plus ou moins long.

La coloration violacée des tubercules, l'engorgement circonvoisin du tissu cellulaire caractérisent suffisamment cette maladie, pour qu'on ne doive pas la confondre avec la syphilide tuberculeuse dont la couleur est d'un rouge brun, et dont l'évolution s'accomplit avec plus de rapidité. Il faut cependant reconnaître des cas douteux dans lesquels, abstraction faite des signes antérieurs et concomitants, on sera obligé de chercher le contrôle de son opinion dans les résultats fournis par un traitement explorateur.

Nous ne signalons que pour mémoire l'erreur peu probable dans laquelle on pourrait tomber en prenant un psoriasis pour une scrofulide tuberculeuse. Le psoriasis, lors même qu'il affecte une disposition circinée avec circonférence très-proéminente, se présente avec des squames blanches épaisses et imbriquées, dont la disparition n'est pas suivie de cicatrices et qui ne ressemblent en rien aux légères squames furfuracées qui surmontent quelquefois les tubercules scrofuleux.

La *scrofulide tuberculeuse avec ulcérations*, la plus grave des scrofulides, débute comme la forme précédente, seulement les tubercules sont plus rouges, ils sont entourés d'une auréole inflammatoire et ils sont promptement envahis par l'ulcération, laquelle peut s'étendre en largeur ou en profondeur.

La propagation ou étendue de surface se fait par la formation successive de tubercules qui se ramollissent et s'ulcèrent. La forme profonde entraîne la destruction des cartilages et des os que la maladie rencontre sur son chemin; c'est là le *lupus vorax* des dermatologistes. Les ulcérations scrofuleuses se recouvrent de croûtes brunes ou noirâtres formées par un mélange de pus et de sang. La chute spontanée ou provoquée de ces croûtes laisse voir des ulcérations fongueuses, irrégulières, à bords décollés, dont la surface est plus ou moins livide, plus ou moins sanieuse; un pus séreux et fétide s'écoule abondamment de la plaie.

Cette affection attaque de préférence le visage et débute très-souvent par le nez ou les lèvres. Des ophthalmies plus ou moins graves accompagnent son développement sur les paupières; les lèvres, les gencives, les maxillaires, la voûte palatine sont successivement détruits, et ces ravages donnent à la figure ainsi mutilée un aspect caractéristique.

La marche de la scrofulide tuberculeuse ulcérée est très-lente, et le plus souvent progressive; elle peut, à la longue, entraîner la cachexie et la mort des sujets qui en sont atteints. On voit rarement survenir une guérison ou plutôt une cessation spontanée des accidents; ce résultat peut être obtenu à la longue par un traitement convenablement suivi : on voit alors les croûtes tomber et laisser à nu des cicatrices saillantes, bridées et d'une couleur rouge violacé tout à fait spéciale, et souvent des mutilations hideuses du nez, de la bouche, et même de toute la face..

Ces éléments du diagnostic sont tout entiers dans l'exposé que nous avons fait de la succession des ravages produits par l'ulcération.

Il y a cependant à redouter une méprise en présence de certains cas de syphilide ulcéreuse ou d'ulcérations cancroïdiennes.

Les *ulcères syphilitiques* produisent rarement une destruction aussi profonde que celle qu'entraîne la scrofulide tuberculeuse ; les bords en sont taillés à pic, réguliers et non décollés ; l'auréole rouge-brun, les croûtes verdâtres, les cicatrices moins accusées sont autant de signes qui ne font jamais défaut dans les manifestations tertiaires de la syphilis dont il est ici question.

Les *ulcérations cancroïdiennes* débutent généralement par une petite verrue qui s'ulcère, et les bords de l'ulcération forment un bourrelet tout à fait caractéristique qui ne se rencontre jamais dans la scrofulide ulcéreuse.

Quant au traitement, nous croyons qu'il serait superflu de répéter ici la longue série de moyens usuellement employés dans la thérapeutique de la scrofule ; l'efficacité du traitement général se fait toujours sentir, tandis que les moyens locaux demeurent le plus souvent sans résultat. Cela n'empêche pas de les employer comme adjuvants des médicaments pris à l'intérieur. Les *lotions excitantes* de vin aromatique, de décoction de quinquina, l'huile de cade, produisent peu ou point d'amélioration ; les *topiques émollients* ont aussi peu d'importance. Sous l'influence des *eaux minérales sulfureuses*, les ulcérations se détergent et la cicatrisation hâte sa marche ; on les emploie à l'intérieur, et, à l'extérieur, sous forme de pulvérisations, de douches ou de bains généraux.

48

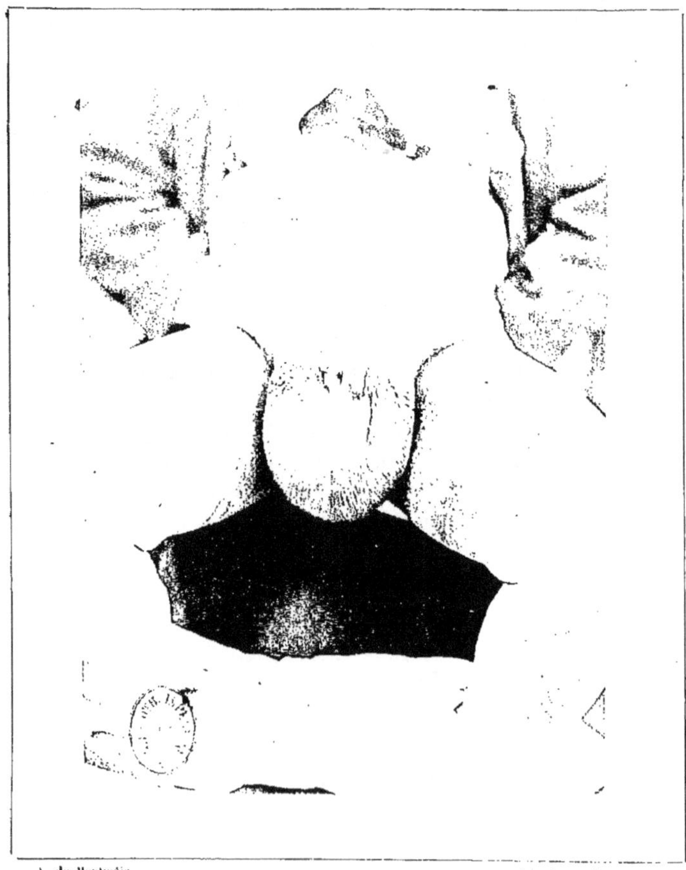

A. de Montméja.
Ad naturam phot. et pinx.

ELÉPHANTIASIS DES ARABES.

MALADIES CONSTITUTIONNELLES.

ÉLÉPHANTIASIS DES ARABES.

Comme la lèpre des Grecs, l'éléphantiasis des Arabes est une maladie exotique pouvant se développer très-exceptionnellement dans nos climats. Son caractère essentiel est une hypertrophie de la peau et du tissu cellulaire sous-cutané, hypertrophie subordonnée elle-même à une série d'inflammations locales du système lymphatique de la peau, s'accompagnant de poussées érysipélateuses.

L'*éléphantiasis des Arabes* peut se manifester dans toutes les parties du corps : son siége favori est aux jambes et aux parties génitales; son développement se fait symétriquement sur l'une et l'autre moitié du corps ou bien n'intéresse qu'un membre à la fois : le mal peut rester ainsi localisé ou bien gagner par envahissement les régions voisines, ou bien encore, mais bien plus rarement, abandonner complétement une partie du corps pour se manifester sur un autre point.

Le début de la maladie, toujours obscur, se caractérise par des malaises et des symptômes communs à beaucoup d'autres affections, par de l'angioleucite, enfin par les poussées légères et successives d'une inflammation érysipélateuse. Cette série d'accidents terminée, on ne les voit se reproduire qu'après un espace de plusieurs mois, et chaque nouvelle crise laisse après elle une tuméfaction locale, qui persiste alors même que les symptômes inflammatoires ont disparu.

Les parties tuméfiées sont comme œdémateuses, il y a de la résistance et de l'élasticité, et les téguments sont lisses ou recouverts de petites saillies verruqueuses. Le membre envahi présente de grandes dépressions linéaires surtout au voisinage des articulations, comme on en voit chez les enfants nouveau-nés d'une forte complexion.

Sous l'influence de l'altération des éléments du derme, on voit se produire à la surface des téguments tantôt un suintement, fréquent aux parties génitales, tantôt une exfoliation sous forme de squames fines ou de rugosités résultant de l'accumulation des produits épidermiques. Dans ce dernier cas la peau prend la consistance, la coloration sale et terreuse, et l'aspect fendillé de la peau du rhinocéros ou de l'éléphant.

La souffrance, dans cette maladie, n'est pas ordinairement considérable, et le progrès du mal se fait avec lenteur, soit par poussées successives, soit d'une manière continue. L'*éléphantiasis des Arabes* n'aboutit presque jamais à une guérison complète par résolution : dans les cas ordinaires il parvient à un degré de développement qu'il conserve ensuite pendant le restant de la vie du malade.

Spécial à l'âge adulte, l'éléphantiasis s'attaque aux deux sexes, sans possibilité de transmission héréditaire ou par contagion. Rare en Europe, il se développe spécialement dans le voisinage des zones équatoriales.

On a cherché la cause anatomique de l'éléphantiasis dans une altération des vaisseaux lymphatiques, s'opposant à la marche de la lymphe ; cette opinion, développée au commencement de ce siècle par Alard, peut s'appuyer sur des faits positifs ; mais, jusqu'à présent, ces altérations n'ont pas pu être reconnues dans la plupart des cas et la question est encore indécise.

Le traitement de cette maladie consiste à faire des frictions résolutives sur les parties affectées, à prescrire des bains de vapeur, des douches émollientes. La compression, le massage des parties engorgées, ont quelquefois donné des résultats suffisants pour diminuer le gonflement, et, dans quelques cas de maladie locale, l'ablation des parties hypertrophiées ou même l'amputation d'un membre ont été pratiquées.

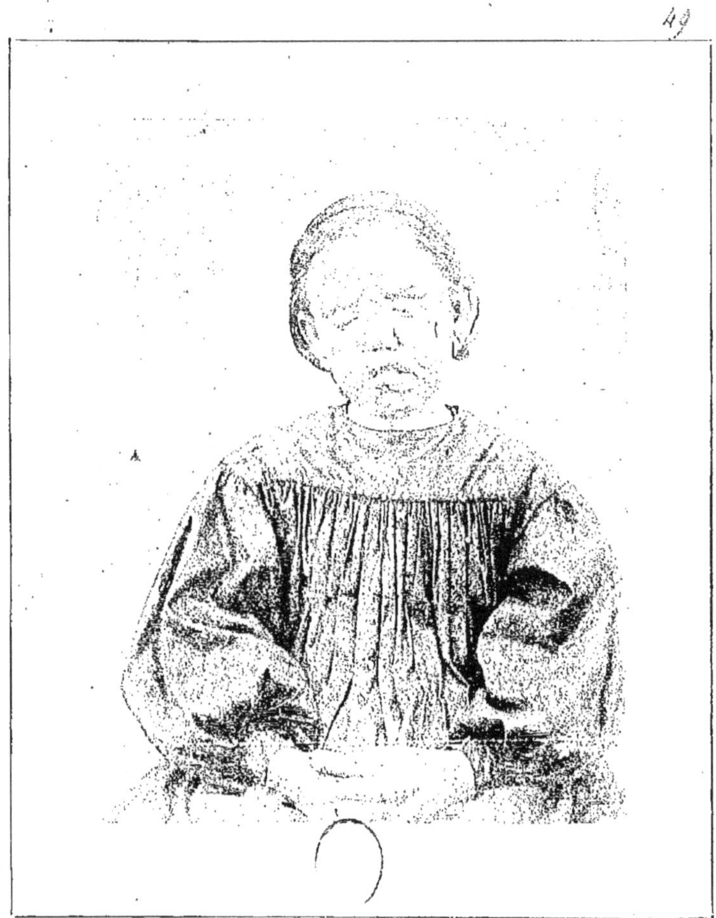

A. de Montméja.

Ad naturam phot. et pinx.

LÈPRE.

MALADIES CONSTITUTIONNELLES

LÈPRE TUBERCULEUSE OU ÉLÉPHANTIASIS DES GRECS.

La lèpre tuberculeuse est une maladie exotique pouvant se développer acci-
dentellement dans nos climats ; elle se caractérise, à son début, par l'apparition
de taches rougeâtres et de couleur fauve, avec épaississement de la peau et
anesthésie ou hyperesthésie des téguments qui recouvrent les régions affectées. Plus tard on voit apparaître des tubercules irréguliers, lisses et mous,
présentant une coloration olivâtre ; des ulcérations se produisent sur ces tubercules et peuvent ainsi occasionner des destructions continuelles.

On peut distinguer quatre périodes dans la marche de l'éléphantiasis des
Grecs.

Le premier degré de la maladie qui nous occupe est caractérisé seulement
par l'apparition de taches rougeâtres ou bronzées, offrant des diamètres variés,
et répandues sur une grande surface des téguments, ou limitées à une seule
région. La face et les extrémités paraissent être le siége de prédilection de ces
taches : les fonctions des divers organes de l'économie s'accomplissent encore
avec régularité. La durée de cette période, pendant laquelle il est ordinairement possible de constater l'anesthésie des téguments malades, est très-irré-
gulièrement limitée et peut varier de quelques semaines à plusieurs années.

Pendant ce premier stade, on a souvent observé l'hyperesthésie de la peau,
existant seule ou précédant l'anesthésie dont nous avons parlé.

Au déclin de cette même période, avant que se manifestent les signes
qui caractérisent la seconde, il n'est pas rare de voir survenir des troubles du
système nerveux, des crampes, et un dépérissement de la santé générale, en
même temps que les symptômes d'une anaphrodisie bien plus commune que
l'excitation des appétits vénériens signalée, peut-être à tort, en pareil cas.

La seconde période s'annonce par l'apparition de tubercules et par le bour-
souflement du tissu cellulaire sous-cutané. Les tubercules ont cette couleur
olivâtre et cette mollesse dont nous parlions au début de cette description ; si
le mal a son siége à la face, une horrible déformation des traits change tota-
lement l'expression et le type de la physionomie, au point de rendre mécon-

naissables les sujets qui sont atteints de la lèpre. C'est ce caractère de déformation qui a valu à cette maladie les dénominations d'*éléphantiasis* et de *leontiasis*.

Le développement des tubercules, à la surface de la peau, s'étend bientôt aux muqueuses, dont l'altération se traduit par l'enrouement, l'aphonie, la dysphagie, etc., selon que le mal a son siége au pharynx, dans l'appareil laryngien ou sur le trajet de l'œsophage. Ces désordres prennent une intensité plus grande au fur et à mesure que la maladie fait son progrès et qu'elle atteint fatalement sa troisième période.

A ce dernier degré de la lèpre tuberculeuse, il est rare de voir les tubercules s'affaisser et laisser une dépression fortement marquée, de couleur bistre ; le plus souvent on assiste à une inflammation ulcérative des tubercules à la suite de laquelle se produisent des ulcérations plus ou moins profondes, plus ou moins étendues, soit à la peau, soit à la surface de la membrane muqueuse de la bouche, des fosses nasales, du pharynx, du larynx et même de l'œsophage.

Dans quelques cas assez rares, on peut voir survenir la nécrose des os et la chute de l'extrémité des doigts et des orteils.

La mort est le terme fatal vers lequel marchent les malades entraînés par le dépérissement de l'économie dont les fonctions s'éteignent graduellement.

Cet état de cachexie progressive constitue la quatrième période de la lèpre.

Nous ajouterons qu'il est encore assez fréquent de voir pendant le cours de la maladie, et à des périodes différentes, des affections graves des yeux, et particulièrement des paralysies, soit des paraplégies, et, plus souvent, une paralysie particulière de la main avec atrophie musculaire accompagnée quelquefois de flexion permanente des doigts.

L'éléphantiasis des Grecs est plus fréquent chez l'homme que chez la femme, et se développe depuis l'âge de la puberté jusqu'à quarante ans, environ. Sa transmission par l'hérédité a pu être établie dans beaucoup de cas ; il n'en est pas de même de sa contagion à laquelle l'observation des faits ne nous permet pas de croire.

Le pronostic de la lèpre est grave ; la mort en est la terminaison la plus ordinaire ; on cite cependant quelques guérisons authentiques ; dans d'autres circonstances, on a vu la maladie marcher si lentement ou s'arrêter si complétement à une des premières périodes, que l'existence a pu se continuer sans un trouble fonctionnel bien prononcé.

Le traitement de la maladie que nous venons de décrire est encore purement hypothétique : on a essayé tour à tour les médicaments les plus divers, et sous les formes les plus variées, sans obtenir jamais des guérisons bien authentiques. Les moyens hygiéniques, la bonne alimentation jointe à l'usage des toniques et des excitants, peuvent, au début de la maladie, enrayer la marche des symptômes ; mais tous ces moyens deviennent impuissants en présence des désordres cutanés et internes qui caractérisent la troisième et la quatrième période de cette maladie. Parmi les meilleurs moyens se trouve certainement le changement de climat et l'habitation pendant de longues années dans un pays tempéré où la maladie ne se développe pas habituellement.

50

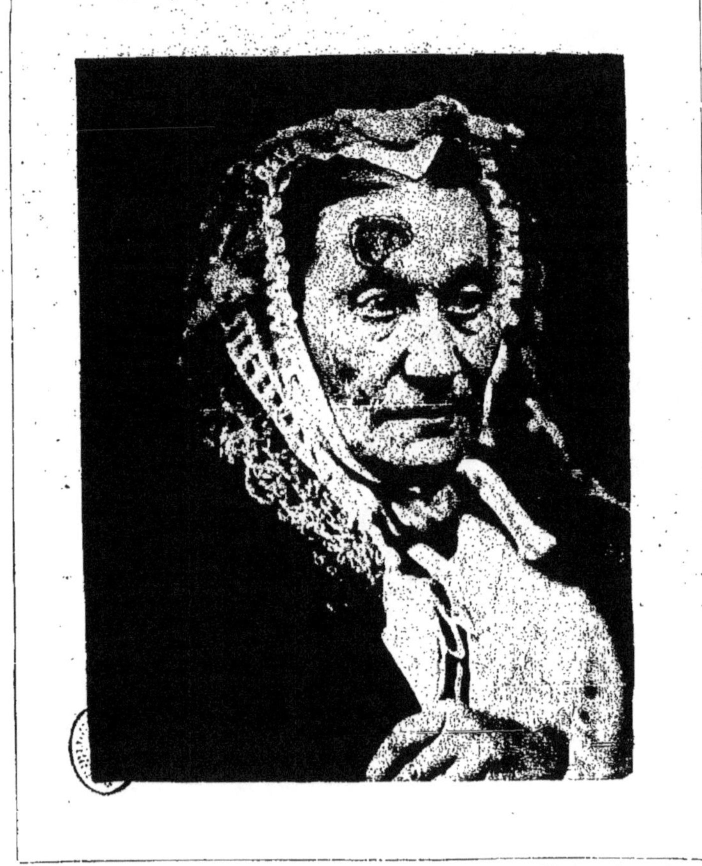

A. de Montmeja. Ad naturam phot. et pinx.

CANCROIDE.

LÉSIONS CANCÉREUSES DE LA PEAU.

CANCROÏDE.

L'affection dont nous allons parler se trouve indifféremment désignée dans les auteurs sous les noms de *cancer épithélial, épithélioma, ulcère chancreux, ulcère rongeant, noli me tangere*. A son début, le cancroïde peut ressembler à une petite verrue, à un amas de papilles hypertrophiées recouvertes par un feuillet épidermique; tantôt il ressemble à une petite tumeur charnue, dont la surface est parcourue par des vaisseaux; tantôt, enfin, le début n'est marqué que par la présence, sur la peau ou sur les muqueuses, d'une petite squame qui s'arrache facilement et repullule sur place en prenant progressivement de l'extension. Une induration plus ou moins marquée accompagne la manifestation de ces premiers symptômes. Ces diverses formes de début aboutissent toutes à une ulcération. Dans le principe, cette dernière est petite et recouverte d'une petite croûte : plus tard, l'ulcère prend du développement et reste ordinairement à vif ou recouvert d'une croûte noirâtre.

L'ulcère du cancroïde a pour caractères particuliers de présenter des bords taillés en emporte-pièce et limités par une sorte de bourrelet irrégulier et induré; le fond est d'une couleur rosée et comme couvert de bourgeons charnus.

Cet ulcère a de la tendance aux hémorrhagies; on voit sourdre de sa surface un pus ichoreux et généralement peu abondant.

Les sensations éprouvées par le malade se bornent quelquefois à un léger fourmillement, qui est remplacé dans beaucoup de cas par des douleurs lancinantes très-vives offrant des intermittences irrégulières. L'engorgement ganglionnaire n'existe pas dans le voisinage des tumeurs épithéliales ou du moins il ne survient qu'à une époque relativement avancée; les troubles de la santé générale font souvent défaut, alors même que le mal a déjà fait les plus grands ravages.

La marche du cancroïde est presque toujours envahissante; il est rare que cet état pathologique demeure stationnaire; dans quelques cas, il peut rétrograder et une cicatrice peut se faire sur une surface ulcérée, mais peu de temps après l'ulcère revient et augmente. Ses effets destructifs peuvent s'étendre à tous les tissus ; les os eux-mêmes n'en sont pas à l'abri. Le tissu cellulaire paraît se prêter le mieux à son extension, tandis que le tissu fibreux résiste davantage. La destruction de ces divers tissus se fait par atrophie de leurs éléments normaux, pendant que l'on constate par l'examen microspique une hypergenèse d'éléments épithéliaux hypertrophiés.

L'engorgement ganglionnaire qui survient quelquefois à une période avancée du cancroïde a été expliqué généralement par le transport des éléments pathologiques dans ces derniers organes, au moyen des vaisseaux lymphatiques afférents.

Il est rare de voir un épithélioma se développer chez des sujets âgés de moins de quarante ans. C'est surtout passé cinquante qu'on le rencontre le plus souvent.

Le cancroïde se développe de préférence à la face et surtout aux lèvres, au nez, à la langue ; on le rencontre également aux parties génitales, dans le rectum, etc.

Partout il se présente avec des caractères tels que l'erreur semble ne pouvoir se glisser dans le diagnostic de cette maladie. Parmi ces caractères, l'induration et la saillie des bords de l'ulcère doivent être rangées en première ligne.

Le traitement du cancroïde est exclusivement chirurgical : il repose sur les cautérisations profondes pratiquées avec ou sans excision préalable des parties malades. Les récidives sont extrêmement fréquentes ; pour les éviter ou les retarder, il est essentiel de détruire le tissu malade le plus profondément possible. Les médications internes ont ordinairement peu d'influence sur la marche du cancroïde : nous avons cependant vu des cas dans lesquels les préparations arsenicales, et surtout l'alcoolature de ciguë, à la dose de 2 à 5 ou 6 grammes par jour, avaient arrêté les progrès d'une ulcération cancroïdienne, et en avaient même, pour un temps, amené la cicatrisation.

TABLE DES MATIÈRES

FIN DE LA TABLE DES MATIÈRES.

Paris. — Imprimerie de E. MARTINET, rue Mignon, 2.